U0396472

# 三天食战三高

赵力超　石磊／著

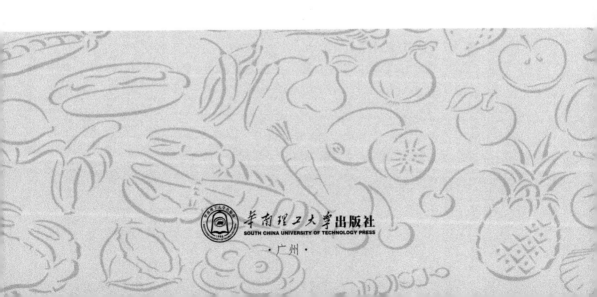

华南理工大学出版社
SOUTH CHINA UNIVERSITY OF TECHNOLOGY PRESS

·广州·

图书在版编目（CIP）数据

三天"食"战三高 / 赵力超，石磊著. —广州：华南理工大学出版社，2019.3
ISBN 978-7-5623-5905-0

Ⅰ.①三… Ⅱ.①赵… ②石… Ⅲ.①高血压—食物疗法 ②高血脂病—食物疗法 ③高血糖病—食物疗法 Ⅳ①R247.1

中国版本图书馆CIP数据核字（2019）第032970号

Santian "Shi" Zhan Sangao

# 三天"食"战三高

赵力超　石磊　著

出 版 人：卢家明

出版发行：华南理工大学出版社

（广州五山华南理工大学17号楼，邮编510640）

http://www.scutpress.com.cn　E-mail: scutc13@scut.edu.cn

营销部电话：020-87113487 87111048（传真）

策划编辑：吴兆强

责任编辑：吴兆强

印 刷 者：虎彩印艺股份有限公司

开　　本：787mm×960mm 1/16　印张：9.75　字数：175千

版　　次：2019年3月第1版　2019年3月第1次印刷

定　　价：38.00元

# 编　委　会

当今社会，人们对"三高症"（高血压、高血脂、高血糖）早已不陌生，它们是导致心脑血管疾病的主要因素，而心脑血管疾病已成为人类的头号杀手。据世界卫生组织的统计显示，全球死于心脑血管疾病的人数占总死亡人数的三分之一，而我国在2002年就已经成为全世界"三高症"患者最多的国家（《中国居民营养与健康现状报告（2002）》）。

国家卫计委发布的《中国居民营养与慢性病状况报告（2015年）》显示，2012年全国18岁及以上成人高血压患病率高达25.2%，糖尿病患病率为9.7%。而《中国成人血脂异常防治指南（2016年修订版）》显示，中国成年人血脂异常总体患病率高达40.40%（患病人数约4.2亿人）。这意味着全国每十个人中，就有一个是糖尿病患者，每四个人中就有一个是高血压患者，而每两个人中，就有一个是血脂异常者。

《中国心血管病报告2017（概要）》进一步显示，中国心血管病患病率及死亡率仍处于上升阶段。更可怕的是，"三高症"原是中老年人才会有的疾病，近几年来青少年患者也愈来愈多。有学者通过研究4218例不同年龄段空腹血脂、血糖水平情况发现：40岁以下年龄组的各指标所占比例为15%~21%。而2010年全国学生体质调研19万余名7～17岁汉族学龄儿童血压结果显示：2010年中国儿童高血压患病率为14.5%（男生16.1%，女生12.9%），且不同性别的高血压患病率均随年龄呈上升趋势。

"三高症"不仅严重影响亿万人民的健康和生命,而且造成巨大的劳动力损失和国民经济负担。早在2003年中国慢性非传染性疾病经济负担就达到8580.54亿元,占全部疾病总经济负担的71.45%,占GDP的7.31%。《中国慢性病防治工作规划(2012—2015年)》显示,慢性病导致的疾病负担依旧占总疾病负担的70%,基本没有降低。居慢性非传染性疾病总经济负担前5位的疾病是恶性肿瘤、脑血管疾病、高血压、其他类型心脏病、冠心病。

　　所以,越来越多的食品营养、健康管理的研究者开始思考,我们国家的饮食结构到底发生了什么变化而导致"三高症"的横行?我们是否能够通过饮食结构的调整来改变现状呢?

　　前一个问题,大多数研究人员的共识是:心血管疾病的主要诱因是吸烟、缺乏身体运动和不健康的饮食习惯。随着国内经济的发展和人民生活水平的提高,人们倾向于高钠、高蛋白、高脂及高血糖饮食,而这样的饮食习惯是三高增加的源动力。同时,"三高症"患者的三种疾病互为因果。例如,糖尿病患者很容易同时患上高血压或高脂血症,而高血脂又是动脉硬化形成和发展的主要因素。

　　所以,针对第二个问题,越来越多的研究者从饮食因素着手,研究饮食干预对"三高症"的影响作用。饮食干预是"非药物治疗"的一种方法,以高血压为例,即使确诊为高血压病,也不要马上服降压药,而要先进行"非药物治疗",或称"改变生活方式疗法",重要的是改变不良的饮食习惯。

有研究人员通过对81例"三高症"患者进行护理观察及配合饮食治疗发现：合理饮食干预后，患者血糖、血脂、血压指标趋于正常，"三高症"六项指标的差异均有统计学意义。而且，饮食护理配合后患者血糖情况更易控制，同时血压稳定，血脂下降。还有学者通过总结"三高症"患者的宣教配合、饮食结构、进餐时间、服用药物、微量元素的补充、饮食限制等护理经验，使大部分"三高症"情况得到有效控制，且比单一的药物治疗效果更好，值得临床借鉴。

国务院于2017年发布的《中国防治慢性病中长期规划（2017—2025年）》指出，应致力于开展慢性病防治全民教育，建立健全健康教育体系，普及健康科学知识，教育引导群众树立正确健康观。正所谓"意识决定行为"，不断普及"三高症"乃至慢性疾病的科学知识、提高中国居民对慢性病的认识，是预防慢性病的关键所在。所以，本书以饮食干预"三高症"为主题，以通俗易懂的看图自测、专家解答等方式，深入浅出地告诉大家，饮食干预对"三高症"的控制有效可行。三高症患者也可以将本书作为日常饮食必备的问题速查手册，一书在手，吃掉"三高"。

赵力超

2018年9月1日

Contents
目录

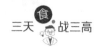

**02** 第二部分
# 三天"食"战

Contents

目录

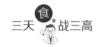

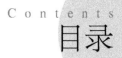

目录

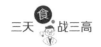

第三天　酒宴+超市

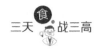

01

第一部分
三高基础知识

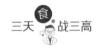 

 一 高血压基础知识

### 1．高血压是什么？其普遍性与危害性如何？

人的血液需要心脏"泵"送到全身各部位，血管会因此受到一定的压力，这个压力就叫血压（blood pressure，BP），包括血管收缩压和舒张压两个指标。血压必须在身体多因素的共同调节下保持正常，从而为各组织器官提供足够的血液，以维持正常的新陈代谢。高血压（hypertension）是指人体动脉血管收缩压和（或）舒张压增高，可能伴随心、脑、肾和视网膜等器官的功能性或器质性损害的一种疾病，是我国乃至全世界范围内都广泛流行的一种慢性病。

目前，我国高血压患病率持续增长，《中国心血管病报告（2016版）》显示，中国高血压患病人数已经高达2.7亿人，其中成年人高血压患病率高达25.2%，相当于每4个成年人里就有1个是高血压患者，并且在60岁以上老年人中平均每2个人就有1个高血压患者。高血压常伴有心、脑、肾、视网膜功能性或器质性改变等全身性疾病，是一种常见病、多发病，在各种心脑血管病中患病率最高。并且高血压病通常不表现什么明显症状，所以大部分人并不知道自己患有高血压，在不知不觉中就成了高血压病的牺牲品。

高血压的危害也存在"三高"：患病率高、致残率高、致死性高。高血压对血管的影响很大，会导致组织器官血液供应受阻，其中对心、脑、肾的损害最显著。如果心脏的血管压力过高，会引起心肌肥厚，再发展就会发生心力衰竭；心脏血管发生障碍会导致冠心病，发生心肌梗死；而脑血管出现问题会产生中风；肾血管受影响会导致肾炎等肾脏疾病，甚至是肾衰。

### 2．与高血压有关的一些专有名词和指标

● 什么叫作体重指数？它与高血压有什么关系？

体重指数（body mass index，BMI）：叫身体质量指数，由体重公斤数除以身高米数平方得出，是目前国际上常用的衡量人体胖瘦程度以及是否健康的一个标准。不同国家BMI的标准不太一样。在中国，BMI值大于或等于28.0就属于肥胖，在24.0～27.9之间属于过重，在18.5~23.9之间才是正常范围，小于等于18.4就算偏瘦（见表1-1）。

表1-1 BMI 中国标准

| 分类 | BMI 范围 |
| --- | --- |
| 偏瘦 | ≤18.4 |
| 正常 | 18.5~23.9 |
| 过重 | 24.0~27.9 |
| 肥胖 | ≥28.0 |

因为体脂对于患者的血压以及血脂、血糖水平会产生一定的影响，所以体重指数在衡量三高患者的健康程度方面，属于一个较为重要的指标。

大家可以立刻拿出手机算一下，例如本书的主角之一老王，身高165cm，体重85kg。他的BMI值=85÷（1.65×1.65）=31.2，明显属于肥胖级别。

而另一位老张，身高180cm，体重60kg。他的BMI值=60÷（1.80×1.80）=18.5，刚好是正常范围的最低值，差一点点就到了偏瘦的级别。

● 医生说的收缩压和舒张压是什么意思？

通常所说的血压是指动脉血压，一般有两个数值：收缩压和舒张压。收缩压（systolic pressure）是心血管处于收缩期，即心脏搏动把心腔内的血泵入大动脉时的最高压力水平；舒张压（diastolic pressure）则是心脏静止被血液充盈时期的最低压力水平。一般血压水平的书写都是"收缩压/舒张压+单位"。

● 检测单上的毫米汞柱（mmHg）与千帕（kPa）该怎么看？

这两者都是血压的计量单位。

毫米汞柱，其英文符号是mmHg，是我们传统习惯使用的血压单位；千帕，英文符号是kPa，是现在国际上使用的计量单位。两者的换算公式是：1mmHg=0.1333kPa，1kPa=7.5 mmHg。

现在市面上的电子血压计单位使用mmHg的居多，小部分同时使用两种单位来表示。本文主要使用最常见的mmHg作为血压单位。

### 3．高血压有哪些分类？

高血压有两种：继发性高血压和原发性高血压。继发性高血压是由其他类疾病引起的血压升高现象，比如肾上腺上长了一个瘤子，或者是肾炎，或者是动脉狭窄等疾病会引起血压过高；而原发性高血压指跟遗传、个人生活

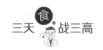

方式、环境相关的独立性疾病，有自己的病因。一般情况下我们所说的高血压属于原发性高血压，严重的情况下会危害心、脑、肾的健康。

而根据血压指标数值，高血压可划分为表1-2中这几大类型。

表1-2 血压水平分类表

| 分 类 | 收缩压/mmHg | 舒张压/mmHg |
|---|---|---|
| 正常血压 | <120 | <80 |
| 正常高值血压 | 120~139 | 80~89 |
| 高血压 | ≥140 | ≥90 |
| 轻度高血压（1级） | 140~159 | 90~99 |
| 中度高血压（2级） | 160~179 | 100~109 |
| 重度高血压（3级） | ≥180 | ≥110 |
| 单纯收缩期高血压 | ≥140 | <90 |

## 二 高血脂基础知识

### 1．高血脂是什么？其普遍性和危害性如何？

要了解高血脂，我们先来了解血脂是什么。血脂是血浆中的中性脂肪（甘油三酯）和类脂（磷脂、糖脂、固醇、类固醇）的总称，广泛存在于人体中。很多人觉得它们的存在对于身体是负担，但其实它们是构成生命细胞的必需物质。例如，甘油三酯参与人体内能量代谢，而胆固醇则主要用于合成细胞浆膜、类固醇激素和胆汁酸。缺乏它们一样会导致各种疾病的发生。

现代饮食方式造成脂肪摄入过多，除了满足人体细胞建设的需求外，有太多多余的血脂类物质存在于血液中。高血脂指的就是血脂水平过高，即当发现自身出现血清总胆固醇（TC）水平升高、血清甘油三酯（TG）水平升高、血清高密度脂蛋白胆固醇（HDL-C）水平异常降低这三种情况中的一种或多种时就意味着可能患有高脂血症，应尽快就医确诊。

根据国家卫生与计划生育委员会2015年初发布的《中国居民营养与慢性病调查报告》显示，2012年中国成人血脂异常的患病率为40.40%，而高胆固醇血症的患病率为4.9%，高甘油三酯血症的患病率为13.1%，低高密度脂蛋白胆固醇血症的患病率为33.9%。相比2002年的调查结果，血脂异常患病率有较大的升幅。高血脂是引起人类动脉粥样硬化性疾病的主要危险因素，易引起脑卒中、冠心病、心肌梗死、猝死等。流行病学前瞻性研究结果证明，血脂异常的确是中国人群缺血性心血管发病的独立危险因素。高脂血症同时也是另外两高——高血压、高血糖的影响因素。

另外，随着人们生活水平的提高，膳食结构发生改变，高血脂发病率呈现逐渐年轻化的趋势。而引起高血脂的病因，主要为家庭性遗传缺陷与环境因素，环境因素包括不良的饮食习惯、体力活动不足、肥胖、吸烟、酗酒等，少数为某些全身性疾病引起的继发性高脂血症，如糖尿病、甲状腺机能减退症、肝肾疾病、系统性红斑狼疮等。

**2．与高血脂有关的一些专有名词和指标**

● 甘油三酯是什么？

甘油三酯（TG）其实就是我们俗称的脂肪，是甘油和3个脂肪酸所形成的脂，我们人体也是需要的。同样，多项研究表明，脂肪摄入过多造成的甘油三酯血症与冠心病和脑卒中相关，与糖尿病患者微血管并发症之间也存在密切关系。其血中含量升高会促进动脉粥样硬化发生，极度升高可导致急性胰腺炎发作。

● 胆固醇是什么？人体为什么需要胆固醇？高血脂患者胆固醇是不是应该一点都不摄入？

上文提到过，血脂中有一类叫作类脂的东西，胆固醇就是一种类脂。在血液中，它单独存在的状态比较少，仅10%左右，其余的往往潜伏在脂蛋白中，存在形式包括高密度脂蛋白胆固醇、低密度脂蛋白胆固醇、极低密度脂蛋白胆固醇几种。总胆固醇（TC）就是指血液中所有脂蛋白所含胆固醇的总和，包括游离胆固醇和胆固醇酯。

很多人提到胆固醇就害怕，其实，胆固醇是动物组织细胞所不可缺少的重要物质，它不仅参与形成细胞膜，而且是合成胆汁酸、维生素D以及甾体激素的原料。为了生存，人体也会合成胆固醇，胆固醇大部分由肝脏合成，

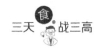

成人肝脏和小肠可提供约90%的内源性胆固醇，还有小部分来源于食物。另外，因为正常人一天大约有五分之一的胆固醇还是需要从食物中补充的，所以高血脂患者也不可一点胆固醇都不摄入。

但是，众所周知，胆固醇摄入过量肯定不好，过多的低密度脂蛋白胆固醇会沉积在血管内壁，造成动脉硬化。所以，不能多也不能少，建议每天摄入50～300mg胆固醇为佳。

● 高/低密度脂蛋白胆固醇是什么？

90%的胆固醇在血液中是和脂蛋白结合存在，与低密度脂蛋白（LDL）结合，就叫低密度脂蛋白胆固醇（LDL-C），与高密度脂蛋白（HDL）结合就叫高密度脂蛋白胆固醇（HDL-C）。两种脂蛋白都是胆固醇的载体，但是效果却不同。

低密度脂蛋白胆固醇（LDL-C）也叫"坏胆固醇"，过量时容易造成血液在动脉管壁沉积，形成动脉硬化斑块，阻塞血管，最终导致心脑血管疾病。但身体也不能没有它，它的主要功能是把胆固醇运输到全身各处细胞，用于细胞建设。

高密度脂蛋白胆固醇（HDL-C）也叫"好胆固醇"，它的作用刚好和上面的相反，是将胆固醇转运回到肝脏进行降解，防止动脉硬化的发生，降低心脑血管疾病风险。

所以，在我们的检测指标中，最好高密度脂蛋白胆固醇高于一个值，而低密度脂蛋白胆固醇低于一个值。具体指标看本书第二部分。

● 检测单上的毫摩尔/升（mmol/L）是什么意思？

毫摩尔/升（mmol/L）就是表示物质的量的一个单位，大家看不懂具体含义不要紧，但是要区分"毫摩尔/升"和"摩尔/升"。

1摩尔（mol）=1000毫摩尔（mmol），相当于毫米和米的关系。

### 3. 高血脂有哪些分类？

高脂血症可分为继发性高脂血症和原发性高脂血症。继发性高脂血症是指由其他疾病所引起的血脂异常，如肥胖、糖尿病等，此外某些药物如利尿剂、非心脏选择性$\beta$-受体阻滞剂等也可能引发继发性血脂异常。原发性高脂血症则是除了不良生活方式，还由基因突变所致，有明显的遗传倾向，特别是单一基因突变，临床上通常称为家族性高脂血症。

### 三 高血糖基础知识

#### 1. 糖尿病是什么？其普遍性与危害性如何？

短时间、一次性的高血糖对人体无严重损害。比如在应激状态下或情绪激动、高度紧张时，可引起短暂的高血糖；一次进食大量的糖类，也可出现短暂的高血糖。随后，血糖水平逐渐恢复正常。然而长期的高血糖会使全身各个组织器官发生病变，导致急慢性并发症的发生。所以糖尿病并不能简单定义为高血糖，而是一种以长期血糖过高为主要特征的慢性代谢性疾病。

正常情况下，人体能够通过激素调节和神经调节这两大调节系统确保血液中糖的来与去保持平衡，使血糖水平维持在一定范围。但是在遗传因素（如糖尿病家族史）与环境因素（如不合理的膳食、肥胖等）的共同作用下，两大调节功能发生紊乱，就会出现血糖水平的升高。具体的紊乱机制大概有5种，多和胰岛素分泌不足、胰岛素抵抗或糖代谢紊乱有关，这里不再累述。

糖尿病发病率逐年上升，据估计目前我国18岁以上成年人中糖尿病患病率为11.6%，约1.14亿人。虽然老年人的患病率高于年轻人，但近年来糖尿病发病趋于年轻化，如果不注意饮食运动等生活方式，年轻人也容易罹患糖尿病。糖尿病慢性并发症包括心脑血管疾病、糖尿病眼病、糖尿病肾病、糖尿病足病、糖尿病骨关节病等。从血糖异常到发生并发症有一段时间，有些并发症早期没有症状，容易被病人忽略。

#### 2. 与糖尿病有关的一些专有名词和指标

● 血糖生成指数（GI）是什么意思？有什么指导意义？

血糖生成指数（glycemic index，GI）反映了一种食物能够引起人体血糖升高多少的能力，被用来衡量食物中碳水化合物对血糖浓度的影响。对于糖尿病患者，应该选用指数较低的食物。

高GI食物含有的碳水化合物进入胃肠后分解为葡萄糖速度快、吸收率高，葡萄糖迅速进入血液后推高血糖值。低GI食物的碳水化合物在胃肠中停留时间长，葡萄糖释放缓慢，吸收率低，葡萄糖缓慢进入血液。

一般来说，GI值小于55的食物称为低GI食物；在55～70之间为中GI食

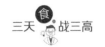

物；大于70为高GI食物。在日常膳食中，只要将一半的高GI食物换成低GI食物，就能获得显著改善血糖的效果。

● 血糖负荷（GL）是什么意思？有什么指导意义？

虽然血糖生成指数应用广泛，也非常有指导意义，但是它只能反映食物中碳水化合物本身特性，而食物组成并不是100%都是碳水化合物。例如南瓜的血糖生成指数为75，属于高GI食物，但事实上南瓜中碳水化合物的含量很少，每100g南瓜中仅含有5g碳水化合物，一个人一天吃南瓜吃到撑也吃不了多少碳水化合物，故日常食用量并不会引起血糖的大幅度变化。所以，脱离碳水化合物含量及食物总体积、含水量等因素，仅看血糖生成指数意义不大。因此一个新的概念被提出，即血糖负荷（glycemic load，GL）。

食物血糖负荷（GL）被定义为特定食物所含碳水化合物的质量（g）与其血糖生成指数（GI）值的乘积再除以100。

GL=GI×碳水化合物含量（g）/100

当GL大于或等于20时为高GL，提示食用的相应重量的食物对血糖的影响明显；当GL在10～20时为中GL，提示食用的相应重量的食物对血糖的影响一般；当GL小于或等于10时为低GL，提示食用的相应重量的食物对血糖的影响不大。

所以，糖尿病患者宜选择中低GL值食物。

● 血糖空腹水平说明了什么？

每个个体全天血糖含量会随进食、活动等情况有所波动。只有在空腹时的血糖水平为恒定，此时测得的血糖值才能反映真实病情。测空腹血糖最好在清晨6：00～8：00取血，采血前不用降糖药、不吃早餐、不运动。如果空腹抽血的时间太晚，所测的血糖值很难真实反映患者的治疗效果，其结果可能偏高或偏低。

正常人的空腹血糖值为3.9～5.6mmol/L；如大于6.1mmol/L而小于7.0mmol/L为空腹血糖受损；如两次空腹血糖大于等于7.0mmol/L可能为糖尿病；建议复查空腹血糖，或进行糖耐量试验。如果随机血糖大于等于11.1mmol/L可确诊糖尿病。如血糖低于2.8mmol/L，临床产生相应的症状称为"低血糖"。

其他还有一些需要配合餐后血糖值的判断方法，本部分不再赘述，详细的内容请咨询专业医生。

### 3．糖尿病有哪些分类?

世界卫生组织（WHO）将糖尿病分为Ⅰ型、Ⅱ型、继发性和妊娠糖尿病4种。Ⅰ型糖尿病只有注射胰岛素才能控制高血糖，稳定病情。人们口中常说的糖尿病一般是Ⅱ型糖尿病：不需要依赖注射胰岛素降糖，只要通过合理的饮食控制和适当的口服降糖药治疗，便可获得一定的改善效果。但请注意，仍有一些病人，尤其是非常胖的病人需要外源胰岛素控制血糖，个体情况不同，不能掉以轻心。

继发性糖尿病是指由已知原发病所致的慢性高血糖状态，糖尿病是这些原发疾病的一种并发症，一般在原发病根治后继发性糖尿病可以痊愈。妊娠糖尿病大多指妊娠前糖代谢正常或有潜在糖耐量减退，妊娠期才出现糖尿病，多数产后能恢复正常，但会增加病人患Ⅱ型糖尿病的概率。

## 四 自测环节

请对照各年龄血压、血脂、血糖指数表，再看看老王、老刘、老张的病情描述，看看您属不属于三高人群。您也可以将您的数据填入如表1-3这样的表格中，有助于您更好地跟随本书进行阅读。

### 1．如何判断自己是否患上高血压?

各年龄正常血压参考值对照表如表1-3所示。

#### 表1-3　各年龄正常血压参考值对照表

单位：mmHg

| 年龄 | 男 | | 女 | | 您的数据 |
|---|---|---|---|---|---|
| | 收缩压 | 舒张压 | 收缩压 | 舒张压 | |
| 16～20 | 115 | 73 | 110 | 70 | |
| 21～25 | 115 | 73 | 110 | 71 | |
| 26～30 | 115 | 75 | 112 | 73 | |
| 31～35 | 117 | 76 | 114 | 74 | |

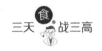
续上表

| 年龄 | 男 | | 女 | | 您的数据 |
|---|---|---|---|---|---|
| | 收缩压 | 舒张压 | 收缩压 | 舒张压 | |
| 36～40 | 120 | 80 | 116 | 77 | |
| 41～45 | 124 | 81 | 122 | 78 | |
| 46～50 | 128 | 82 | 128 | 79 | |
| 51～55 | 134 | 84 | 134 | 80 | |
| 56～60 | 137 | 84 | 139 | 82 | |
| 61～65 | 148 | 86 | 145 | 83 | |

我国高血压联盟和我国高血压指南确定的高血压标准是收缩压大于或等于140mmHg（18.7kPa）和（或）舒张压大于或等于90mmHg（12.0kPa）。

我们自己在家测试的时候，较为准确的方法是：买一个经过合格认证的标准血压表，最好其袖带是套在肘部的那种。测量时间一般是起床后0.5～1h进行坐位测量。先把尿排干净，然后坐着，胳膊放平，要跟心脏在同一高度，整个前臂放松，不能紧张握拳。并且把袖带里面那个感应血压的感应器尽量与肘部动脉搏动的位置贴近，便于更好地感应血压。袖带必须戴紧，连续测三次，取最后一次的数据。只测一次容易血压值偏高。

连续三天检测，如果测试结果在正常范围内，可以初步判断血压正常；如果不在正常范围内，再多做几次，如果多做几次都偏高，就应该到医院去进行检查，医生会给您一个24h动态血压监测的表带在身上，检测是不是血压偏高。

### 2．如何判断自己是否患上高血脂？

正常人血脂一般参考值如表1-4所示。

## 表1-4 血脂一般参考值表

单位：mmol/L

| 种类 | 参考值 | 您的数据 |
|---|---|---|
| 总胆固醇 | 2.8～5.17 | |
| 甘油三酯 | 0.56～1.7 | |
| 男性-高密度脂蛋白 | 0.96～1.15 | |
| 女性-高密度脂蛋白 | 0.90～1.55 | |
| 低密度脂蛋白 | 0～3.1 | |

高脂血症的判断依据是四项指标：总胆固醇（ＴＣ）、甘油三酯（ＴＧ）、低密度脂蛋白胆固醇（ＬＤＬ-Ｃ）和高密度脂蛋白胆固醇（ＨＤＬ-Ｃ），以上任何一个指标不在参考值范围都属于高血脂。上述四项指标在家里没法测，需要在空腹状态下（指禁食12～14h）去医院测定。

当总胆固醇含量在5.17～6.21mmol/L时，或低密度脂蛋白在3.1～4.12mmol/L时，或甘油三酯在1.70～2.25mmol/L时，称为边缘升高。

低密度脂蛋白虽然参考值是从0开始，但也不是越低越好，当小于1mmol/L时，有可能是肝脏病变，也有可能导致营养不良或慢性贫血。低密度脂蛋白的功能前文讲过。

简单评价就按表1-4，如果更为细致地判断，就要看表1-5。根据表1-5可判断是否为高血脂的高危人群，当判断为中危人群就需开始注意自身的血脂控制，可以通过饮食改善血脂状况。而出现高危或极高危时，则须紧跟医嘱进行治疗，以免造成病情恶化，出现更为严重的心血管疾病。

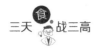

## 表1-5  高血脂危险度判断表

符合下列任意条件者，可直接列为高危或极高危人群：

极高危：动脉粥样硬化性心血管疾病（ASCVD）患者

高危：（1）LDL-C≥4.9mmol/L或TC≥7.2mmol/L

（2）糖尿病患者1.8mmol/L≤LDL-C＜4.9mmol/L（或）

3.1mmol/L≤TC＜7.2mmol/L且年龄≥40岁

不符合者，评估10年ASCVD发病危险

| 危险因素个数 | | 血清胆固醇水平分层（mmol/L） | | |
|---|---|---|---|---|
| | | 3.1≤TC＜4.1（或）1.8≤LDL-C＜2.6 | 4.1≤TC＜5.2（或）2.6≤LDL-C＜3.4 | 5.2≤TC＜7.2（或）3.4≤LDL-C＜4.9 |
| 无高血压 | 0~1个 | 低危（＜5%） | 低危（＜5%） | 低危（＜5%） |
| | 2个 | 低危（＜5%） | 低危（＜5%） | 中危（5%~9%） |
| | 3个 | 低危（＜5%） | 中危（5%~9%） | 中危（5%~9%） |
| 有高血压 | 0个 | 低危（＜5%） | 低危（＜5%） | 低危（＜5%） |
| | 1个 | 低危（＜5%） | 中危（5%~9%） | 中危（5%~9%） |
| | 2个 | 中危（5%~9%） | 高危（≥10%） | 高危（≥10%） |
| | 3个 | 高危（≥10%） | 高危（≥10%） | 高危（≥10%） |

ASCVD10年发病危险为中危且年龄小于55岁，评估余生危险

具有以下任意2项及以上危险因素者，定义为高危：

☆ 收缩压≥160mmHg或舒张压≥100mmHg

☆ 非-HDL-C≥5.2mmol/L

☆ HDL-C＜1.9mmol/L

☆ BMI≥28kg/m$^2$

☆ 吸烟

### 3．如何判断自己是否患上糖尿病？

血糖参考值及一般诊断的标准如表1-6所示。

**表1-6　血糖参考值及一般诊断标准表**

单位：mmol/L

| 诊断条件 | 静脉——全血 | 毛细血管 | 静脉——血浆 | 您的数据 |
|---|---|---|---|---|
| 正常参考值——空腹 | 3.9～6.1 | | | |
| 正常参考值——餐后两小时 | 7.8以下 | | | |
| 糖尿病——空腹 | 6.1以上 | 6.1以上 | 7.0以上 | |
| 糖尿病——餐后两小时 | 10以上 | 11.1以上 | 11.1以上 | |
| 糖耐受量受损——空腹 | 小于6.1 | 小于6.1 | 小于7.0 | |
| 糖耐受量受损——餐后两小时 | 6.7～10.0 | 7.8～11.1 | 7.8～11.1 | |
| 空腹血糖受损——空腹 | 5.6～6.1 | 5.6～6.1 | 6.1～7.0 | |
| 空腹血糖受损——餐后两小时 | 6.7以下 | 7.8以下 | 7.8以下 | |

一般来说，糖尿病患者空腹血糖超过11.1mmol/L时会出现多尿、口干、多饮等症状，但是有的病人血糖超过11.1 mmol/L仍旧没有任何感觉，甚至检测没有发现尿糖。所以不能根据自我感觉判断糖尿病严重程度，有些糖尿病患者无典型症状，但经常出现皮肤瘙痒、反复泌尿系感染、伤口不容易愈合等情况，应及早检测血糖，通过医院监测的指标来断定自己是否真的患上糖尿病。

注：正常人血糖超过8.9~10.0mmol/L时，即可查出尿糖，这一血糖水平则称为肾糖阈，而有的糖尿病患者血糖超过11.1mmol/L时，却不出现尿糖，这是肾糖阈升高所致。

严重高血糖时会出现典型的"三多一少"症状，此症状多见于Ⅰ型糖尿

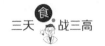

病。Ⅰ型糖尿病的发病年龄轻，大多数低于30岁，且起病突然，血糖水平高。

Ⅱ型糖尿病发病前常有肥胖，若得不到及时诊断，体重会逐渐下降。常见于中老年人，肥胖者发病率高，常可伴有高血压、血脂异常、动脉硬化等疾病。起病隐袭，早期无任何症状，或仅有轻度乏力、口渴，血糖增高不明显者需做糖耐量试验才能确诊。

# 02

## 第二部分
## 三天"食"战

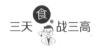 

老王、老刘和老张是一个小区内的多年邻居，感情甚好，经常会见面，一起聊天、下棋、聚餐和参与各种活动。巧的是，三个人各患有三高病的一种，因此他们的话题也常常离不开各自的病情。

## 一　高血压代表人物：老王

### 老王个人档案

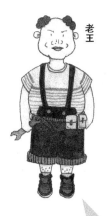

老王

| 姓　名 | 老王 | 性　别 | 男 | 职　业 | 维修工人 |
|---|---|---|---|---|---|
| 年　龄 | 50岁 | 身　高 | 165cm | 体　重 | 80kg |
| 所患疾病 | 中度原发性高血压，血压在165/95mmHg左右，早晨血压会更高一些 | | | | |
| 饮食习惯 | 特别爱吃咸的食物，要有辛辣油腻的食物才能下饭；经常奔波，到吃饭时间只吃个外卖速速解决问题；晚上爱吃肉，爱喝酒，喝醉了倒头就睡；经常会因为压力较大或心情不好而抽烟 | | | | |
| 身体症状 | 老王有高血压好多年了，刚开始的时候只是血压计数值稍微有点高，并未出现什么症状。几年来没有注意饮食和作息，结果现在经常出现头痛、头晕、心悸、胸闷、肢体麻木、乏力、夜尿增多等症状，并且有时候忘东忘西，记忆力开始下降。听医生说，如果后期血压持续增加，可能出现心、脑、肾等器官的损害，导致中风、心梗、肾衰等并发症，严重时甚至威胁生命 | | | | |

## 二 高血脂代表人物：老刘

### 老刘个人档案

| 姓 名 | 老刘 | 性 别 | 男 | 职 业 | 社区中层干部 |
|---|---|---|---|---|---|
| 年 龄 | 42岁 | 身 高 | 172cm | 体 重 | 90kg |
| 所患疾病 | 高血脂，总胆固醇7.8mmol/L，甘油三酯2.35mmol/L，低密度脂蛋白4.18mmol/L，高密度脂蛋白1.21mmol/L | | | | |
| 饮食习惯 | 工作性质决定总久坐，没时间运动。常应酬，每周会饮酒3～5次，后来变得有点嗜酒。平日以荤菜为主，喜咸辣，尤其喜吃猪脚、红烧肉。有超过20年的吸烟史 | | | | |
| 身体症状 | 早上起床时不容易清醒，工作时易困乏。常在进行爬楼梯等简单运动时就出现气喘、心跳加快、呼吸不顺畅等现象，下肢也有轻微的无力感。晚上睡觉时还出现打呼、心率不齐等情况。医生说以后如果再严重会导致冠心病、动脉硬化、肝肾的问题如脂肪肝和肝硬化等 | | | | |

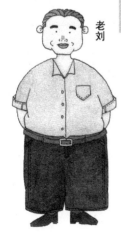

老刘

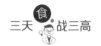
# 三 高血糖代表人物：老张

## 老张个人档案

| 姓 名 | 老张 | 性 别 | 男 | 职 业 | 退休教师 |
|---|---|---|---|---|---|
| 年 龄 | 60岁 | 身 高 | 180cm | 体 重 | 60kg |
| 所患疾病 | Ⅱ型糖尿病，空腹血糖大于或等于7.0mmol/L，餐后两小时血糖大于或等于11.1mmol/L | | | | |
| 饮食习惯 | 虽然平时不抽烟不喝酒，但以前早上时间紧张，常常不吃早餐；平时特别爱吃淀粉类食物，尤其是炸油条等；不挑食，特别爱吃，每餐都吃很饱；爱喝可乐等甜饮料；晚上备课晚了，爱吃宵夜，尤其爱喝糖水 | | | | |
| 身体症状 | 自退休后两年起变得多饮、多食、多尿，每天总觉得想喝水，刚吃完饭就觉得饿，晚上也经常起来上厕所，体重由90kg渐降至约60kg。到最近视力也觉得减退，越来越觉得身体乏力，皮肤干燥、发痒，有时足部还会出现麻痹或疼痛。医生说，再不控制会导致大血管、微血管受损并危及心、脑、肾、周围神经、眼睛、足等。糖尿病并发症高达100多种，是目前已知并发症最多的一种疾病 | | | | |

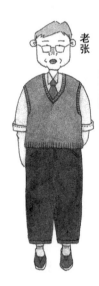

老张

## 第一天 三餐+宵夜

### 第一节 早餐

老王、老张和老刘都喜欢一早出来小区里散散步，今天天气不错，三人凑到一起开始聊他们早餐吃了什么。他们都说了什么呢？他们吃的食物对吗？我们一起来看看。

**一 场景与自测**

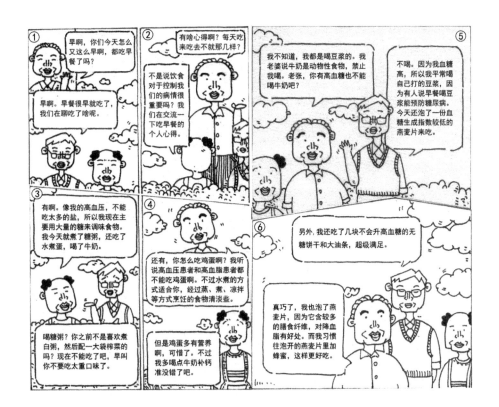

请读者根据自己平时的经验，判断他们的说法是否正确，您觉得说法正确的就在（ ）内打√，否则打×。

1. 图③中，高血压的老王能用大量的糖来满足自己的味觉吗？（ ）

2. 图③中，老张认为高血压的老王不能吃榨菜，您认为对吗？（ ）

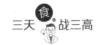

3. 图④中，老刘认为高血压患者和高血脂患者都不能吃鸡蛋，是对的吗？（　）

4. 图④中，老刘说蒸、煮、凉拌等烹饪方式更适合高血压的老王，是对的吗？（　）

5. 图④中，老王认为高血压患者可以喝牛奶，是对的吗？（　）

6. 图⑤中，老刘认为高血脂患者可以喝豆浆，是对的吗？（　）

7. 图⑤中，老刘的老婆不让高血脂的老刘喝牛奶，做得对吗？（　）

8. 图⑤中，糖尿病的老张认为高血糖患者不能喝牛奶，是对的吗？（　）

9. 图⑤中，老张说豆浆能预防糖尿病，有道理吗？（　）

10. 图⑤中，糖尿病的老张选择早餐泡燕麦片吃，做得对吗？（　）

11. 图⑥中，糖尿病的老张早餐吃无糖饼干真的不会升高血糖吗？（　）

12. 图⑥中，糖尿病的老张早餐还吃了油条，他的做法对吗？（　）

13. 图⑥中，高血脂的老刘认为燕麦片对降血脂有好处，有道理吗？（　）

14. 图⑥中，高血脂的老刘喜欢往燕麦片中加入蜂蜜，他的做法对吗？（　）

答案：1.× 2.× 3.× 4.√ 5.√ 6.√ 7.× 8.× 9.× 10.√ 11.× 12.× 13.√ 14.√

结果：

一级（答对13~14题）：恭喜您！您对"三高"在这一章的认识很全面，可以参考后面的解答丰富知识；

二级（答对10~12题）：看来您对"三高"还是有一定了解的，但是了解得不深入，翻阅后文详细了解一下；

三级（答对5~9题）：您平时肯定不太注意"三高"的有关知识，快看看后面的解答，学习一下；

四级（答对0~4题）：您对"三高"的知识了解度也太低了，"三高"在现代社会可是具有较高普遍性的，快看解答，深入学习一下。

## 二 专家解读环节

### （一）高血压部分

**1．高血压患者应不应该控制糖的摄入量?**

答：老王作为高血压患者可以用糖来调味，但是不应该过量摄入。为了健康着想，高血压患者糖的摄入量应该控制在每天不超过50g，最好25g以下。

所有的高血压患者都知道要控制食盐的摄入，但是没有经过调味的食品又实在过于清淡。为了使得食品更有滋味，一些高血压患者可能会反向选择糖作为主要的调味料，不管是咸的还是甜的，只要有味道就好。虽然高血压患者没有被要求禁止吃糖，但是高血压患者吃糖也要有所讲究，过多吃糖对健康也会产生一定的危害。这主要是因为高血压患者需要控制体重，吃太多的糖易导致肥胖而影响血压水平。

肥胖与高血压的发生有着密不可分的关系，而糖是纯能量食物，几乎不含维生素、矿物质、纤维素、蛋白质等营养素。理论上，每克纯糖能提供16.7kJ的热量，吃太多就容易导致人体能量过剩，增加皮下脂肪的厚度，长此以往则可能会危及心血管的健康。也正因此，我国膳食指南提倡我们要控制添加糖的摄入量，包括高血压患者在内的所有人，每天添加糖的摄入量应该不超过50g，最好控制在25g以下。

同时，高血压和糖尿病是姐妹病，常结伴而行。其中的原因是高血压患者的机体因为血压已经过度上升，各大代谢功能会因此出现一定程度的失常，而糖代谢功能也在所难免，所以高血压患者过多摄入糖容易并发糖尿病。我们之所以习惯把高血压和高血糖、高血脂统称为三高，就是因为它们三种都是代谢异常综合征。三高经常先后发生在同一个人身上，比方说老王是高血压患者，那么他发展成为糖尿病人的可能性比一般人大很多。

除了控糖，高血压患者也应该控制油脂的摄入。道理同上，高血压患者发生高血脂的概率也比常人偏高，所以其饮食要特别注意。如果出现三高并存的情况，患者的健康情况实在堪忧。

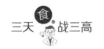

### 2．高血压患者能不能吃鸡蛋？一天可以吃几个？

答：高血压患者是可以吃鸡蛋的，但是高血压患者的鸡蛋摄入量要控制在一天最多1个，因为鸡蛋含有一定量的胆固醇。

过量的胆固醇摄入是诱发高血压的影响因素之一，而鸡蛋属于一种含有较多胆固醇的食物。根据资料显示，平均一个鸡蛋中含有290mg左右的胆固醇。所以不少人以此为"科学依据"宣称高血压患者不能吃鸡蛋，但是事实并非如此简单。

我们在三高基础知识部分已经向大家详细介绍过胆固醇的优缺点，大家可以回头翻看。其实胆固醇对于我们人体的健康并非一无是处，它对于我们的健康具有很重要的生理作用。同时，"好胆固醇"反而有清理血管的作用。只是"坏胆固醇"容易沉积在血管壁上，大量累积后会导致血液无法顺畅流动，从而造成血压升高、动脉硬化等问题。所以高血压患者能不能吃鸡蛋重点得看鸡蛋中"好胆固醇"和"坏胆固醇"谁的量比较多。

鸡蛋中的好胆固醇含量是要高于坏胆固醇的。数据显示，去壳鸡蛋所含的好胆固醇HLD-C是坏胆固醇LDL-C的6~7倍，所以高血压患者不必过于担心鸡蛋的胆固醇会严重影响血压。

另外，鸡蛋含有丰富的蛋白质、多种矿物质和维生素，是一种性价比数一数二的高营养食品，高血压患者适量食用有利于更好地保证机体的营养需求。

但是，鸡蛋终究含有少量的坏胆固醇，高血压患者大量食用还是会对血压产生不良影响，所以建议高血压患者每天最多只吃1个鸡蛋，在补充营养的同时防止摄入过量的坏胆固醇。

### 3．高血压患者能不能吃动物肝脏等高胆固醇食品？如果不吃，会不会损失什么营养素呢？

答：高血压患者对于高胆固醇的鸡肝、鹅肝等动物肝脏不能多吃，但是可以适量摄入的。一般100g动物肝脏中的胆固醇含量都在200mg以上，和蛋黄一样属于高胆固醇食品。同样，这些胆固醇也并非都是坏胆固醇。

动物肝脏的营养价值也很可观，一般动物肝脏中铁元素都较高，尤其是猪肝，每100g的猪肝中就含有22.6mg的铁，而100g的瘦猪肉中仅有3mg的铁质，猪肝的铁含量将近是猪肉的8倍，并且猪肝的铁元素吸收率也相对较高。

所以高血压患者摄入少量动物肝脏可以补充铁元素，以增加血液中血红蛋白含量，保护心脏健康。除此之外，动物肝脏维生素A的含量超过奶、蛋、鱼等食品，所以吃肝能防止维生素A缺乏而引起的夜盲症等。另外，补充维生素B2、叶酸、锌、硒等营养物质也是动物肝脏较为突出的价值。因此，对于高血压患者，我们建议每月食用动物内脏2～3次，每次25g（半两）左右。

**4. 高血压患者能吃榨菜、泡菜、腌渍萝卜干等调味小吃吗？**

答：老张认为高血压患者不能吃榨菜是有一定道理的，因为榨菜含盐量相对偏高，但是如果摄入量较少的话，还是能吃的。

众所周知，钠的过多摄入与血压升高存在密切的因果关系。食盐是我们摄入钠的主要途径，所以过量的食盐摄入是高血压疾病一个很重要的诱发因素。有研究发现，每天摄入食盐不到3g的人高血压发病率很低，而平均每天食盐摄入量在3~20g的人可能随着年龄的增长会大大增加高血压的发生概率。高血压患者每天增加摄入2g的食盐可能会平均增加收缩压2mmHg和舒张压1.2mmHg。

然而，据调查显示，我国居民的食盐摄入量水平位列世界前茅，平均每人每天高达12g，是最低风险限值3g的4倍。所以为了结合我国的实际饮食情况，我国膳食指南建议的食盐摄入量是6g，但是我国也还是有81.6%的人群食盐摄入量属于超标范围。所以目前都普遍认为，控制食盐摄入是全国居民追求健康的必经之路。而为了减少食盐对血压的影响，无论是血压偏高的健康人群，还是确诊高血压的人群，长期限盐更是势在必行。

关于早餐，因为饮食风俗所趋，有些人会习惯煮碗白粥，然后配上榨菜食用。虽然榨菜是种容易消化和增加食欲的食物，但是每100g的榨菜中平均含有将近10g左右的食盐，直接超过每人每天的推荐摄入量6g，所以经常过多食用不利于我们控制减少食盐摄入。特别是对于高血压患者，过多食用榨菜这种高盐食品容易导致钠的积累，从而使血压升高并加重心脏负担，严重的甚至会引发心肌衰竭。

所以高血压患者平常要少吃榨菜，实在忍不住想吃的话，应该相应减少其他食物中的食盐含量，例如使用限量盐勺或改用低钠盐来减少其他菜式的含盐量，或者选用钠含量低的包装食品等。

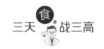

同理，很多搭配白粥的其他著名腌制小菜也类似。例如用盐或盐液在池或缸中腌渍蔬菜所制得的咸菜，为了能长期保持品质，防止腐败，其含盐量可高达15%~20%（质量分数）。常见的还有泡菜、盐腌萝卜干等腌制食品的含盐量都很高。除了这些，咸鱼和豆腐乳等食品也是。豆腐乳虽然是我国家喻户晓的独特豆制品，但是大部分的豆腐乳含盐量≥8%。而咸鱼的含盐量则比榨菜含盐量还高，在13%左右。高血压患者能否食用这些食品的答案是肯定可以的，只是这对于要严格控制食盐摄入的高血压患者来说，它们的含盐量偏高，食用量一定要限制，尽量减少摄入，同时减少饮食中其他食品的盐分比例。

**5．高血压患者可以多喝奶吗？什么动物的奶比较好呢？**

答：是的，老王作为高血压患者，应该多喝奶来补钙，因为补充足够的钙质有利防止血压升高。

钙是我们机体很重要的构成元素，对于维持机体生理活动有着不可替代的作用。有较多的研究认为钙的摄入不足会提升高血压的发病率，每天平均摄入450~500mg钙的人患上高血压的概率要比每日摄入1400~1500mg的高2倍。但是大部分的高血压患者摄入钙都不够，所以应该多吃富含钙的食物。

钙防止高血压的原因可能是因为其具有细胞膜稳定功能，可以适度减少血管壁平滑肌兴奋度，使其保持松弛。另外维持足够的钙元素摄入可以抵抗高钠的有害作用，高钙可以对抗高钠所致的尿钾排泄增加，而钾离子对稳定细胞膜也起重要作用。

而奶类是我们补充钙质的良好食物来源，并且市面上奶类的种类也越来越丰富，如牛奶、羊奶、马奶，甚至骆驼奶都有售卖。那么喝什么动物的奶最好呢？其实各种奶类都不差，高血压患者可以结合自己的习惯和口味选择日常饮用奶。如牛奶是我们补钙的理想摄取源之一，每100g的牛奶中约含钙100mg左右，一瓶250mL的液态奶就能满足高血压患者一天最低参考摄入量（600mg）的45%。并且牛奶中的维生素D等物质有利于促进钙在人体的吸收，所以吸收效果相对不错，性价比很高。

除了牛奶，羊奶、马奶、骆驼奶等奶类的含钙量平均也有100mg/100g以上，并且吸收率都较高，都是高血压患者补充钙质的好选择。当然，奶类不仅仅是能为高血压患者提供优质的钙源，同时也是高效补充蛋白质的食品。例如牛奶中的蛋白质含量为3.5%，以消化率高达87%~89%的完全蛋白质——

酪蛋白为主，另外还有乳蛋白和乳球蛋白等多种类蛋白。总的来说，基于奶类的营养价值丰富，高血压患者应该多吃各种各样动物来源的奶类，每人每天保证液态奶300mL的摄入量，或等量的奶制品300g，如奶酪等。

### 6. 最适合高血压患者的烹饪方式是什么？

答：高血压患者应该尽量选择蒸、煮、凉拌等烹饪方式，因为高血压患者的饮食需要低脂、低能量，清淡食物是高血压患者饮食的主旋律。

蒸和煮的方式要远远优于煎、炸、熏等烹饪方式，这两种烹饪方式能很好地保持食物本身的营养。并且蒸煮不易产生杂环胺类等致癌物质。例如煮蛋的营养和消化率最高能达100%，蒸蛋的营养和消化率也能达98.5%，但煎蛋的消化率只有81%。

蒸相对于煮会保留更多的水溶性营养物质。煮的话，建议不要放太多的水，能喝的话可以把汤也喝了。

凉拌菜脆嫩爽口，外形美观有食欲，适合高血压患者在夏季食用，但是卫生必须特别注意。凉拌一定要用新鲜的蔬菜，为了更好地控制食材的卫生，建议焯一下或煮熟放凉后，再加入调料食用。

炒、烤、烧等烹饪方式的食物一般高油高盐，高血压患者应该尽量减少采用这些烹饪方式。同时多了解一些烹饪技巧对于高血压患者维持健康也有所帮助，例如以下三点：

（1）烹饪时晚放盐。这不管是蒸煮、凉拌，哪怕是炒菜等烹饪方式中都适用，因为过早放盐会使得盐渗入食物内部，我们再食用时尝到的咸味会偏淡，从而会导致烹饪中加入更多的食盐。

（2）放点醋、柠檬汁等酸味调味料。酸味与食盐的中和效果能够强化咸味，多放点醋可以使得咸味尝起来更突出。

（3）少放糖。有的菜式在烹饪中要求加适量的食糖使得味道甜咸协调。但是因为我们舌头的舌尖对甜味的敏感性偏高，过多的糖可能会覆盖舌头对咸味的感知。

## （二）高血脂部分

### 1. 高血脂患者不可以吃鸡蛋吗？

答：高血脂的老刘不应该这么悲观，高血脂患者也是可以吃鸡蛋的，只

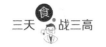

是要注意摄入量。

2015年美国发布的膳食指南不再把膳食胆固醇作为限量成分，指出"膳食胆固醇被认为与营养过剩无关"，而其原因是未找到胆固醇有害的明确限量。因此，鸡蛋中的蛋黄虽然所含的胆固醇较多，但是高血脂的病人还是可以吃的，只是为了安全起见，不宜过多摄入，毕竟血脂高和食物胆固醇摄入量是否无关还无法证实。同样的，像鸭蛋、鹅蛋等蛋类，高血脂患者都可食用。

但也有科学家指出，血脂长期异常者对胆固醇的摄入会较为敏感，因此为了健康，适量摄入还是很有必要的，每天食用1个鸡蛋较为合适。

而对于一些蛋类制品，如松花蛋、咸鸭蛋等，高血脂患者也需注意，不可经常性食用，因为蛋类食品经过加工后，其胆固醇含量会相较于普通等量蛋类稍高，在食用时其独特的风味、口感也会让人增加食用的欲望，从而在不知不觉间增加了能量、胆固醇等的摄入，影响患者们对血脂情况的控制。新鲜蛋类与蛋类制品胆固醇含量对比如表2-1所示。

表2-1 新鲜蛋类与蛋类制品胆固醇含量对比表

单位：mg/100g（可食部食品）

| 品种 | 胆固醇含量 | 品种 | 胆固醇含量 |
|---|---|---|---|
| 鸡蛋 | 585 | 松花蛋（鸡蛋） | 595 |
| 鸭蛋 | 565 | 松花蛋（鸭蛋） | 608 |
| 咸鸭蛋 | 647 | | |

### 2．高血脂患者不能喝牛奶吗？

答：高血脂患者是可以喝牛奶的，不过选择脱脂牛奶更健康。

可能大家都认为来自动物身上的食品都会含有较多的脂肪，而脂肪是高血脂患者的大敌，确实需要少吃。但是高血压或高血脂的人也是可以喝牛奶的，只不过像老刘一样的高血脂患者在选择牛奶饮品的时候，选择脱脂牛奶更好，相比较于全脂牛奶，脱脂奶的脂肪含量更低，意味着在日常饮用后摄入的脂肪量会减少，更加有利于血脂的稳定。

鲜奶中约有3.8%的脂肪。对于健康者，特别是成年人，健康饮食的标准是除了不摄入过多热量外，还要减少脂肪的摄入，因此在牛乳的品种中，增加了低脂牛奶和脱脂牛奶的品种。从脂肪含量上看，全脂奶脂肪含量为3%左右，低脂奶脂肪含量为1.0%~1.5%，脱脂奶脂肪含量为0.5%。脱脂牛奶因为经过了脱脂处理，含有很少的脂肪，更加适合高血脂患者以及需注意身材的人饮用。此外有研究表明，饮用低脂乳对降低血压可以起到一定的辅助作用。

除了鲜奶外，也有部分人喜欢冲饮奶粉，通过奶粉的制作工艺和相关要求，奶粉也能充分保证营养的均衡，可以饮用，但是高血脂患者在选择奶粉时相比于鲜奶还需多关注的一点便是它是否为了感官更佳而另外加糖了，要尽量避免选择人为加糖的奶粉，同样地也选择低脂奶粉冲泡饮用更为适合。

### 3. 高血脂患者可以喝豆浆吗？

答：老刘虽然患有高血脂，但还是可以喝豆浆的。

豆浆由植物性食物——大豆加工制成，其营养丰富，含有人体所需要的多种营养素，对人体健康有非常重要的作用，而其加水打浆的工艺，也使食物颗粒更加细小，利于人体的消化吸收。豆浆作为大众最喜爱、最常用的食品，仍然是大豆的主要加工形式。

有一项研究牛奶和豆浆对健康男性青年血脂影响的实验发现，每天饮用1000mL的牛奶或豆浆3周后，受试者的血浆低密度脂蛋白（坏胆固醇）水平明显下降。和对照组比较，饮用豆浆的参加者血浆甘油三酯（TG）也明显降低。高LDL（低密度脂蛋白）和高甘油三酯是动脉粥样硬化的主要危险因素，因此，该研究表明，经常饮用牛奶和豆浆有可能起到预防动脉粥样硬化乃至其他心血管疾病的作用。

此外，根据大豆低聚糖及大豆多肽对大鼠血脂代谢影响的实验结果可以看出，大豆低聚糖及大豆多肽确实能够使大鼠的总胆固醇、甘油三酯、低密度脂蛋白胆固醇含量降低，高密度脂蛋白胆固醇（好胆固醇）含量升高，证明大豆低聚糖及大豆多肽具有一定的对抗高脂血症的作用。而豆浆中恰恰含有一定量的大豆低聚糖、大豆多肽，所以长期饮用对于高血脂患者是有益的。

此外，磨完豆浆的豆渣若制成其他食品，如豆渣饼，食用后也能有助于降低血脂，同时还能减少食物的浪费。而其降血脂的原因是，豆渣含有较高的膳食纤维，能够促进肠蠕动，减少胆酸盐的肝肠循环，有利于胆固醇转变

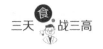

为胆酸及胆汁酸排出体外，加快脂肪代谢，控制血脂状况。

另外，若无法在家自制豆浆，在外面购买时我们还要区别豆浆和豆奶，两者并不是同一种食物。豆奶相较于豆浆，生产工艺更加复杂，增加了均质乳化及除腥除臭等步骤，从而消除了粗磨豆浆所产生的如豆腥味重、颗粒较大不利吸收等弊端，同时生产豆奶时会进行强化营养成分的步骤，因而豆奶的营养会更高一些，所以尽管两者存在有一定区别，但在实际选择上可以互相替换。

对于高血脂患者，喝豆浆唯一要注意的是，尽量不要为了满足一时的口味需求加糖或加盐饮用，而在选择豆奶产品时，尽量选择无糖的产品，更不要在早餐搭配煎炸类食物如油条等。

### 4．高血脂患者早餐食用燕麦片对降低血脂有好处吗？

答：早餐食用燕麦片对降脂是有好处的，因为燕麦含有丰富的膳食纤维。

有关研究发现，高脂血症的发病率与膳食纤维的摄入量呈负相关，意思是，膳食纤维摄入量越高，高脂血症的发病率越低。还有研究表明，燕麦片中丰富的膳食纤维能有效地降低血脂，改善糖和脂肪代谢。原因上面一个问题也讲过，膳食纤维能促进肠蠕动，缩短食物停留于小肠的时间，减少胆酸盐的肝肠循环，有利于胆固醇转变为胆酸及胆汁酸排出体外，因此有助于高脂血症病人控制病情，降低血脂。

而同样地，像麦麸、青稞、藜麦等具有较高膳食纤维及β–葡聚糖含量的食物也与燕麦片有相同的功效，高血脂患者可以进行适当地替换食用，增加食品来源的多样性。但需坚持食用类似食物，仅仅某个早上吃一次是起不到效果的。

在食用燕麦片此类食品的时候也需注意尽量食用不含糖的，可以选择用牛奶、豆浆等自身带有一定甜味的食品进行搭配冲泡，既保持了两者的营养，又不会增添影响病情的因素。

表2-2是部分可替代燕麦片的食品的膳食纤维含量表，可供读者们平日替换食用进行参考。

表2-2  部分可替代燕麦片的食品的膳食纤维含量表

单位：g/100g（可食部食品）

| 项目 | 膳食纤维含量 | 项目 | 膳食纤维含量 |
|------|------------|------|------------|
| 青稞 | 1.8 | 荞麦 | 6.5 |
| 莜麦面 | 4.6 | 麦麸 | 31.3 |
| 藜麦 | 6.6 | 小米 | 1.6 |

### 5. 高血脂患者可以吃蜂蜜吗？

答：高血脂患者是可以适当吃蜂蜜的，但应注意不要过量。

蜂蜜除含有大量易被人体吸收的葡萄糖、果糖和少量的蔗糖、麦芽糖外，还含有少量的蛋白质、氨基酸、多种酶、多种维生素、有机酸和无机盐等，同时蜂蜜中不含脂肪。所以只要不是糖尿病患者，高脂血症患者是可以适量吃蜂蜜的。但不必为了追求功效，而选择食用大量的蜂蜜，因为蜂蜜中主要是糖，吃多了也还是会让人发胖的。

关于蜂蜜是否能降低血脂，有关临床实验表明，高血脂患者坚持每天食用75g蜂蜜（这个量非常大，糖的摄入太多，不推荐日常操作），15天后血脂水平有所降低。但也有实验表明，对男性、女性分别做随机实验，让他们每天食用75g蜂蜜或类似蜂蜜的糖溶液，15天后发现，男性体内的低密度脂蛋白没有明显的变化，而食用糖溶液的女性低密度脂蛋白有所升高，食用蜂蜜的女性低密度脂蛋白值没有升高。日常生活中如果按照这样的方法吃，不说降血脂的优势到底有多大，肯定早就吃成了大胖子，副作用太大。

所以，临床依据还不能完全证明蜂蜜具有降血脂功能，因为其剂量对于日常食用量来说过多了。而蜂蜜作为高血脂患者平日普通糖类的替代品也是可以的。特别在早上或下午感觉到些微的饥饿需要补充一下能量的时候，可以选择饮用一杯浓度较低的蜂蜜水，在补充能量的同时，也不会对身体造成过大的负担。相比于吃上大量的饼干或其他零食来说，饮用蜂蜜水可能更适合高血脂者。在蜂蜜的储存上还要注意应放在避光、常温阴冷处，以保证蜂蜜性质的稳定。

另外，也有读者想了解，蜂王浆是否真的有降脂效果呢？通过喂养高血脂大鼠食用鲜蜂王浆和蜂王浆蛋白进行实验，结果发现，蜂王浆蛋白能明显

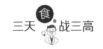

降低血清总胆固醇（TC）、血清甘油三酯（TG）水平和动脉粥样硬化指数（AI）。但蜂王浆的降脂实验还停留在动物实验阶段，尽管多个动物实验结果均表明它有降脂作用，但对于人体达到作用的有效剂量还未能确认，因此高血脂患者可以在平日选择适量食用蜂王浆，但也不可对其抱有太高的期望。

### （三）高血糖部分

**1. 糖尿病患者早餐可以泡燕麦片吃吗？还有什么能替代燕麦片的高纤维食物？**

答：可以。早餐吃燕麦片不仅可以达到饱腹效果，又不会令老张的血糖飙升，对于控制病情有所帮助。

燕麦营养丰富，蛋白质含量在谷类中居首位，比大米、小麦粉、高粱、玉米、大麦等粮食均高出近2倍，其含有的$\beta$-葡聚糖在动物实验中已证实对血糖具有稳定效果。此外，燕麦中的亚油酸可以降低血清胆固醇，预防动脉硬化和高脂血症，防止糖尿病患者出现并发症。

虽然燕麦片的GI值在56~69范围内，属于中GI值，但相较于白粥、面食等高GI值主食，燕麦片在保证相同的热量摄入时，碳水化合物摄入量少于白饭和面食。燕麦片每100g提供热量367kcal*，碳水化合物61.6g提供相同的热量；而每100g面食提供热量284kcal，在提供相同的367kcal的热量下，碳水化合物的摄入量是80g。关于GI和GL的概念，请大家翻阅第一部分三高基础知识部分。

由此可看出，泡燕麦片作为早餐主食要比吃面条或者白粥等会少摄入糖类，这对于控制糖尿病患者病情有好处，对糖尿病初期的患者控制血糖有帮助。此外，燕麦片是粗粮的一种，它富含膳食纤维，膳食纤维具有类似填充剂的饱腹感，可以促进肠道蠕动，有助于减肥。

同理，除了燕麦片，糖尿病患者早餐还可以选择糙米粥、五谷米粥、燕麦粥等高纤维的粥类，也可以选择玉米面、荞麦面、燕麦面等做成的馒头或

---

*1cal=4.18J

面包，这些高纤维食物都可以用来代替燕麦片，既可以增强饱腹感，又对控制血糖有利。

**2．糖尿病患者早餐可以吃油条这类油炸食品吗？**

答：不可以。早餐吃油条这类油炸食品会导致血糖升高。

血糖升高是由于摄入的食品含糖较高，或者含有可以转化为糖的成分较高，而油条的主要原料是面粉，面粉属于淀粉类食品，含糖量大概在67%，淀粉经过人体消化吸收后，转化为葡萄糖进入血液，血糖就升高了。

根据科学家测得的结果：油条的血糖生成指数（GI）是74.9%。这个血糖生成指数值较高，因此，早餐吃油条会引起血糖较大幅度的升高，所以不建议糖尿病患者早餐吃油条。

此外，油条属于油炸食品，含油量太高，热量也高，会造成人一天的膳食平衡被打乱，不利于健康。关于油条含铝的问题，也应该重视。

除此之外，烧饼、煎饺等也和油条类似，主要成分也是面粉，而且也是油炸食品，都不适合作为糖尿病患者的早餐。所以，早餐中对油条这类油炸食品能不吃就不吃。

**3．糖尿病患者早餐可以喝牛奶等奶类吗？牛奶有那么多种类，糖尿病患者应该如何选择？**

答：可以。每天早上一杯牛奶，不仅不会影响老张的病情，还能供给蛋白质和营养。除了牛奶，羊奶、水牛奶、骆驼奶等其他奶类糖尿病患者也能适量喝点。

牛奶对糖尿病患者的好处太多了，简单列举一下：

● 牛奶中含有丰富的蛋白质、多种矿物质和多种维生素，能为糖尿病人提供营养补充。

● 牛奶蛋白质的氨基酸组成也比较好，利于消化吸收，消化吸收率可高达87%～89%。

● 牛奶中含有88%的水，而乳糖仅含4.5%，并且乳糖分解产物量很少，所以对血糖影响不大。

● 牛奶中含钙较高，在体内极易吸收，比其他各类食物中的钙吸收率高，老年糖尿病患者更容易出现骨质疏松，应在饮食中注意补钙。

我们都知道牛奶有很多种类，糖尿病患者选购牛奶时应尽量选择脱脂或

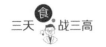

低脂、低糖或代糖的牛奶，也可以选择饮用新鲜牛奶。

**4. 早餐喝豆浆能预防糖尿病吗？**

答：不能。目前还没有具体确切的研究表明，豆浆能够起到预防糖尿病的作用。

因为大部分豆类中的碳水化合物消化速率慢，餐后血糖升高值较小，属于低GI值食品，所以无糖豆浆是糖尿病患者早餐很好的选择。但根据临床医学的观点，糖尿病的发生不是由一种食物因素引起的，而是由遗传以及环境的各种因素所引起的。加之目前也没有具体确切的研究表明豆类能够起到预防糖尿病的作用，所以早餐喝豆浆并不能预防糖尿病，但是糖尿病患者早餐是可以喝无糖豆浆的，毕竟豆浆也是非常有营养的健康植物饮品。

**5. 糖尿病患者早餐吃无糖饼干等无糖食品会导致血糖升高吗？**

答：会。无糖饼干等无糖食品并不一定不含糖，吃了会导致血糖升高。

依据国外通行的观点来看，无糖食品，是指不含有蔗糖和源于淀粉水解物的糖的食品。源于淀粉水解物的糖一般是指葡萄糖、麦芽糖、果糖等，依据我国相关规定，无糖食品是指食品中的含糖量不应超过5%。也就是说，无论是国外还是国内，无糖食品其实是含有一定的糖分的。

无糖饼干也是同理。无糖饼干虽采用糖醇、阿斯巴甜这类高效甜味剂来代替蔗糖，避免蔗糖在消化吸收后引起人体血糖水平升高，但是由于含有以淀粉为主要成分的小麦粉，因此在食用后依然会引起血糖水平升高。

从严格意义上讲，除了经过提纯的油脂和蛋白粉外，没有真正无糖的食品。虽然无糖食品用高效甜味剂代替蔗糖，减少了引起血糖升高的部分因素，但是难以避免这些无糖食品中含有类似于淀粉这样同样会引起血糖升高的因素，再加之相关研究表明，高效甜味剂可能会刺激我们的食欲，促使我们吃得更多，从而使一天的热量更容易超标；也有部分人会对阿斯巴甜敏感，引起不适；即使是现在认为比较安全的糖醇类甜味剂，在过度摄入时也可能会引起腹泻。

所以糖尿病患者在食用无糖饼干或其他无糖食品时，需要将这些食物中的热量算入一天摄入的总热量中，也需时刻监控自己的血糖水平，发现血糖水平明显高于平时时，应立即停止食用。

# 三 营养专家推荐"三天'食'战三高"食谱

## 1．高血压患者早餐搭配的基本原则

饮食对于控制三高病情的确很重要。而早餐作为一天中的第一餐，怎么吃早餐更是重中之重。为了控制油脂、盐的过量摄入，高血压患者的早餐不应该选择油炸、油煎类的食物，也不宜多吃酱菜、腌制品、咸蛋、皮蛋、咸鱼、豆腐乳等加工品；应该多选择清淡的馒头、白面包、水煮蛋等，或者小碗粥、杂粮粥配新鲜食材，如蔬菜、白豆腐等，烹调油应该多选择植物油。而饮品的话，早餐就喝白开水或纯、低脂、脱脂牛奶，不加或少加糖的豆浆、酸奶、鲜榨果汁……不宜选择糖分过多的碳酸饮料等。如果有条件的话，最好吃新鲜水果而不要榨汁。

而一般体重正常的高血压患者每日需要的总热量约是1800kcal，像老王这种，BMI=$31.25kg/m^2$大于24的患者，需要减肥的话，每天的总热量应该保持在1200~1400kcal。而营养学家们认为，一日三餐热量最好的分配比例是：早餐占当天总热量的30%~40%，午餐占40%~50%，晚餐占20%~30%。这个分配比例不但适合正常健康人群，对于高血压患者也适用。

## 2．高血压患者的早餐食谱范例

表2-3是高血压患者的早餐推荐食谱范例，大家可以根据基本原则随喜好调整。

表2-3

| 天数 | 餐 单 |
| --- | --- |
| 第一天 | 玉米粥50g，煮鸡蛋1个，馒头50g，牛奶300mL |
| 第二天 | 纯牛奶200mL，速食燕麦片30g冲成糊，烤全麦馒头2片，大樱桃一小碗或一个苹果 |
| 第三天 | 绿豆粥50g，面包50g，虾米拌菠菜（虾米10g，菠菜100g） |

**食谱注意事项：**

①玉米粥、绿豆粥也可以用其他的杂粮粥代替，如高粱粥、小麦粥、大

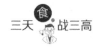

麦粥等这些是可以的；

②而牛奶最好选择纯牛奶，实在口味不符的话，也应该选择含糖量偏少的奶类或其制品（不包括乳品饮料）；

③至于馒头、面包，换成一些含馅的包子也可以，但是量得控制好，尽量不要馅很咸的包子；

④樱桃等水果也是完全可以换成其他种类的水果，并且建议各种水果换着种类吃，保持食物多样性。

### 3. 高血脂患者早餐搭配的基本原则

像老刘这样的高脂血症患者，对于含油脂、胆固醇的物质都较为敏感，因此早餐应尽量避免食用油炸煎制的食品，如油条、咸煎饼等含有较高油脂类的食物就应该避免食用，以免摄入过量的油脂。

早餐更应以清淡饮食为主，既可避免一早给予机体过大消化负担，又可更好地控制自身的高血脂病情。此外，早餐可以选择一些粗粮如燕麦、红薯等，在保证饱腹的同时也不会有摄入过量碳水化合物的负担，同时保证了膳食纤维的摄入。配以适量的水果、蔬菜还能均衡早餐的营养摄入，有助于开启活力满满的一天。在喝的方面，可以选择低脂牛奶、不额外加糖的酸奶和豆浆等。

高血脂病人还需要了解到，一天的热量分布应遵循早餐占20%~30%，午餐占40%~50%，晚餐占20%~30%的规律，根据此规律也能更好地把握个人的餐饮搭配。

### 4. 高血脂患者的早餐食谱范例

表2-4是高血脂患者的早餐推荐食谱范例，可以根据基本原则随喜好调整。

表2-4

| 天数 | 餐　　单 |
| --- | --- |
| 第一天 | 脱脂牛奶250g，玉米面发糕（玉米面100g），拌莴笋丝150g |
| 第二天 | 豆浆250mL（豆粉35g），烙饼（面粉50g，小葱3g），青椒拌腐丝（青椒50g，豆腐皮25g，芝麻些许），香蕉100g |

| 第三天 | 牛奶燕麦（250mL牛奶+60g燕麦片），凉拌萝卜（萝卜50g） |
|---|---|

**食谱注意事项：**

① 脱脂牛奶可用无糖的酸奶、豆浆代替，依旧可以达到稳定血脂病情的作用；

② 玉米面、面粉可用豆渣粉、高粱面等代替，也能够保证早餐的能量摄入充足；

③ 莴笋、青椒等可用芹菜、红椒、卷心菜等替换，保证维生素的摄入以及营养的均衡；

④ 香蕉可换为苹果1个、葡萄100g等多种水果，以增加维生素来源，同时增添食物来源；

⑤ 燕麦片也可用如藜麦、荞麦等进行替换，同样达到摄入较多膳食纤维的效果。

**5．糖尿病患者早餐搭配的基本原则**

早餐后的血糖值处于一日血糖波动的最高峰，控制难度比较大，因此糖尿病患者早餐宜选低GI食物。有些食物虽然GI较高，但含有丰富的营养（如胡萝卜等），仍值得食用；而另一些食物（如花生、瓜子等）尽管GI较低，但因热量过高，营养又不够，则应尽量避免食用，所以糖尿病患者早餐需要综合考虑食物的GL。

总的来说，糖尿病患者宜选择低GI、低GL食物，例如极少加工的粗粮，如煮过的整粒小麦、大麦及黑麦、硬质小麦面条、通心面、黑米、荞麦、燕麦等；豆类如绿豆豆浆、绿豆挂面、蚕豆豆浆、豌豆豆浆、扁豆豆浆、红小豆豆浆、青刀豆豆浆、四季豆豆浆等；牛奶如全脂牛奶、脱脂牛奶、酸奶、酸奶酪等；全麦型或高纤维产品如黑麦粒面包、混合谷物面包等都是早餐食物的优选。

**6．糖尿病患者的早餐食谱范例**

表2-5是糖尿病患者的早餐推荐食谱范例，可以根据基本原则随喜好调整。

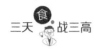 

表2-5

| 天数 | 餐　　单 |
|------|---------|
| 第一天 | 豆浆400mL，烧饼70g（熟重），炒干豆腐（干豆腐25g，青蒜100g，植物油5g） |
| 第二天 | 牛奶250mL，全麦面包60g，水煮西兰花（西兰花50g） |
| 第三天 | 豆浆400mL，咸鸭蛋（鸭蛋50g），荞麦面包105g（熟重） |

**食谱注意事项：**

① 全麦面包和荞麦面包可用燕麦面包、玉米面包等代替，因为富含植物纤维的粗杂粮和豆类食品食用后吸收慢，血糖升高缓慢，且粗杂粮、酵母中含铬较多；

② 炒干豆腐中应注意选用豆油、花生油、芝麻油及菜籽油等植物油，避免选用猪油、牛油、羊油等动物油；

③ 豆浆尽量选用低糖或无糖豆浆；牛奶尽量选用低糖或无糖牛奶。

## 第二节　午餐

老王最近因为公司食堂关闭，吃了好一段时间的快餐，心里非常忐忑。这天中午，老王找两位好友过来聊聊，想听听他们对外卖的看法，说着说着，他们又对主食吃什么开始了争吵。他们究竟谁说得对呢？我们一起来了解一下吧。

# 一 场景与自测

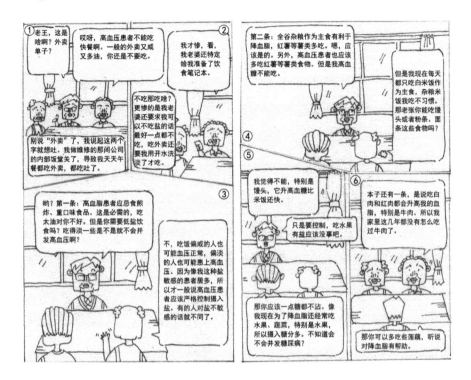

请读者根据自己平时的经验，判断他们的说法是否正确，您觉得说法正确的就在（ ）内打√，否则打×。

1. 图①中，老刘认为高血压患者不能吃外卖，您认为对吗？（ ）

2. 图②中，老王的老婆要求高血压的老王应该一点食盐都不吃，您认为对吗？（ ）

3. 图③中，饮食笔记本中说高血脂患者应忌食煎炸、重口味食品，您同意吗？（ ）

4. 图③中，老张提出疑问：高血脂患者是否要低盐饮食，您认为需要吗？（ ）

5. 图③中，老王说吃饭偏咸的人也可能血压正常，偏淡的人也可能高血压。您同意吗？（ ）

6. 图④中，饮食笔记本第二条说高血脂患者食用全谷杂粮作为主食有利

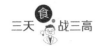

于降血脂，您同意吗？（　　）

7. 图④中，饮食笔记本信息显示高血脂患者应该多吃红薯等薯类，您同意吗？（　　）

8. 图④中，老张认为高血压患者也应该多吃红薯等薯类，您同意吗？（　　）

9. 图④中，糖尿病患者老张认为自己不能吃红薯等，您同意吗？（　　）

10. 图④中，高血压患者老王长期都只以白米饭作为主食，您认为这做法好吗？（　　）

11. 图⑤中，糖尿病患者老张认为自己不能吃粉条和面条等面食，您同意吗？（　　）

12. 图⑤中，糖尿病患者老张觉得馒头的升高血糖比米饭高，所以认为不能吃馒头，您同意吗？（　　）

13. 图⑤中，老刘认为糖尿病患者应该一点糖都不沾，您同意吗？（　　）

14. 图⑤中，高血脂患者老刘为了降血脂，多吃水果、蔬菜，您同意吗？（　　）

15. 图⑥中，饮食笔记本说吃白肉和红肉都会升高血脂，您认为对吗？（　　）

16. 图⑥中，饮食笔记本说高血脂患者不能吃牛肉，您认为对吗？（　　）

17. 图⑥中，老张建议高血脂的老刘多吃莲藕，因为它有利于降血脂，您同意吗？（　　）

答案：1.×　2.×　3.√　4.√　5.√　6.√　7.√　8.√　9.×　10.×　11.×　12.×　13.×　14.√　15.×　16.×　17.√

结果：

一级（答对16～17题）：恭喜您！您对"三高"在这一章的认识很全面，可以参考后面的解答丰富知识；

二级（答对11～15题）：看来您对"三高"还是有一定了解的，但是了解得还不够深入，翻阅后文详细了解一下；

三级（答对5～10题）：您平时肯定不太注意"三高"的有关知识，快看看后面的解答，学习一下；

四级（答对0～4题）：您对"三高"的知识了解度也太低了，"三高"在现代社会可是具有较高普遍性的，快看解答，深入学习一下。

## 二 专家解读环节

### （一）高血压部分

#### 1. 高血压患者不能吃外卖吗？

答：高血压患者应尽量少吃外卖。

外卖虽然方便，但是却暗含不少的健康隐患。不少研究发现，爱吃外卖的人群患上高血压的概率要大于其他人群。这主要是因为很多餐馆为追求饭菜的口感，往往在烹饪时加入大量的油、盐等调味料，长期食用会导致高血压患者摄入过量的油和盐，从而不利于高血压患者降低血压。

此外，大部分的外卖不会考虑饭菜的营养搭配，食物品种单调，一般都是大米、白面作为主食，肉多菜少，蔬菜也几乎都是圆白菜、大白菜等少数价格偏便宜的种类，并且外卖绝大多数都不会提供水果和奶类。而对于部分外卖，像凉皮、凉面、米线、米粉、酸辣粉等，其营养物质几乎就是纯碳水化合物，其中的蛋白质少得可怜，那几根点缀式的菜叶也如同没有一般，这些外卖的营养质量实在是低，所以经常吃外卖容易导致我们营养不均衡。而高血压患者作为病人，是最需要膳食平衡的一类人。

但外卖也不是一次都不能吃，高血压属于一种慢性疾病，其患者不会因为某一次的快餐就立刻病情恶化，高血压患者偶尔午餐吃一回外卖也不会立刻导致血压暴增。只要早餐和晚餐清淡点就好，同时补充足够的蔬菜水果等。但是高血压患者不能长期吃外卖，否则还是存在膳食失衡的风险。

汉堡、薯条等快餐也是如此，油、盐含量高，营养素不均衡，长期大量食用也不利于血压的控制，高血压患者也应少吃为妙。

#### 2. 高血压患者能不能长期以白米饭为主食？如果想换馒头、面条应该注意什么？

答：长期吃白米饭和高血压没有必然联系，但对于高血压患者来说，还是应该注意主食的多样化。

从膳食结构来看，主食的主要成分是淀粉，主要用于供给能量。白米

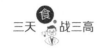

饭是南方最常见的主食，对于高血压患者来说，不应该总是以白米饭作为主食，主食多样轮换对维持血压有帮助。例如增加粗粮类和薯类食物，注重粗细搭配。因为粗粮所含的膳食纤维和微量元素都较丰富，特别是膳食纤维有助于降低高血压患者机体的血压水平。

能量消耗不同的人可能需要摄入的量不同，对于轻、中度体力消耗的高血压患者，每天应该食用150~400g的主食，其中粗粮和杂粮要占1/3~1/2。

具体轮换方式可以根据自己的个人口味喜好，例如用全麦面包、麸皮面包、玉米馒头、高粱馒头等替代精白馒头或面包；吃面时多选择荞麦面、绿豆面、玉米面等；煮饭、粥时也可以加入一些粗粮、薯类进行搭配等。

而对于加入食盐的谷类制品（咸面包、方便面、挂面等）要少吃或者不吃。同时，高血压患者的午餐要求不宜吃得太饱，吃饭时间要有规律。

### 3．高血压患者是不是一点盐都不要吃？

答：不是的，摄入食盐过少也会不利于高血压患者的健康。

在前面章节中我们已经介绍了我国高血压患者应该减少食盐量的摄入，因为摄入大量的食盐可能升高患者的血压水平。但是，这并不等于说高血压患者应该一点食盐都不摄入，因为摄入过少的话也可能危害我们心血管的健康。

限盐绝不能矫枉过正，食盐中的钠是维持我们人体生理代谢的重要物质，它和相对应的阴离子一起维持人体细胞和组织液的渗透压平衡、体液的酸碱平衡，同时对于体内水分的恒定、氧的利用、神经肌肉的兴奋性、糖代谢等也有一定的关系，所以如果我们体内的钠含量太少会造成人体多种功能出现紊乱，从而影响健康。

有高血压研究团队通过对7500名志愿者长达12年的调查发现，当钠摄入量少于每天2.3g时，冠心病、中风、脑梗等心脑血管疾病的发病率也会相对增加。所以我国高血压联盟（《中国高血压防治指南》编写单位）综合各大研究成果，最后建议高血压患者，控制血压的时候应该在不低于3g食盐的基础上尽量减少摄入钠盐。一般来说应该是每天在3~5g的范围内，高血压患者根据自己的身体情况和饮食习惯进行适度考量，不应该过多也不应该过少。

### 4．吃饭偏咸的人也可能血压正常？偏淡的人也可能患上高血压？

答：是的，如果是非盐敏感者，他们吃饭吃得偏咸也可能自身血压正常，不会导致高血压的发生，而对盐敏感的人群，吃得偏淡也可能出现高血压。

场景中老王对于高血压与食盐的关系了解得很全面。食盐的摄入过量不是高血压的唯一诱因，食盐与高血压之间的关系存在个体化差异。这涉及一个关键的概念——"盐敏感性"，它是指人群内某些个体，相对来说，对于盐的摄入会呈现更为明显的血压反应，盐敏感人群更容易因为摄入食盐过量而导致高血压，而这样的高血压称为盐敏感性高血压。盐敏感性人群在不同国家、不同种族人群中的比例不同，但人数还是比较多的。流行病学资料数据表明，我国高血压患者中最高有74%以上为盐敏感者，在血压正常人群中也最多可能有将近42%为盐敏感者。并且北方汉人中盐敏感者的检出率相对偏高，特别是高血压家族史呈现阳性的人群中检出率最高。

而盐敏感性还会随着我们的年龄增长而增加，特别是高血压患者这一人群，这点更为突出。据研究者调查，年龄在40～49岁、50～59岁、60～69岁、70～79岁、80～89岁、90岁以上的这6个年龄组的医院门诊高血压患病率分别为40.7%、49.8%、54.4%、54.7%、72.0%和80.0%，所以中老年人应该特别注意限制摄入食盐。

对于非盐敏感的人，盐的过量摄入对血压的影响不大，如果平常饮食均衡，生活方式良好，那么平常吃得相对比盐敏感偏咸一些也可以保持血压正常。但是高血压的诱发因素错综复杂，如果食盐不敏感人群长期不注意饮食和生活方式，经常喝酒、熬夜，压力过度，持续长期紧张等，就算是对食盐再怎么不敏感，也还是会有可能患上高血压的。所以非盐敏感者也应该多多注意自律生活方式。

由这些分析我们可以知道，食盐与高血压的关系需要我们具体了解某个人是否对盐敏感再进行分析。而因为一般的高血压患者中盐敏感性的人数居多，所以本书主要还是以介绍盐敏感性高血压患者为主。本书中的其他一些地方也是如此，解释的对象往往针对一般情况，特殊的具体情况还需具体分析。

### 5. 高血压患者是否应该多吃红薯等薯类食物？

答：在不影响膳食平衡的基础上，高血压患者应该多吃点红薯等薯类食物，因为薯类所含的膳食纤维和矿物质钾较多，对控制高血压有利。

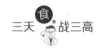

薯类食物指的是包括红薯在内的各种以淀粉为主的根茎类食品，如芋头、山药、木薯、马铃薯等。薯类既可以作为主食取代部分粮食，也可以取代部分蔬菜做成多种美味的菜式，是一种营养与美味并存的食物。它能替代部分主食是因为新鲜薯类中约含有25%的淀粉，淀粉作为重要的碳水化合物能提供我们人体60%~70%的总能量。而能与蔬菜媲美是因为薯类具有更高含量的胡萝卜素、维生素C和矿物质钾。各种薯类还含有一定量的纤维素、半纤维素和果胶等膳食纤维，可促进肠道蠕动，预防便秘。

除了能满足我们的能量需求，薯类与高血压患者最密切相关的就是所含的矿物质钾与膳食纤维。选择低钠高钾的食物是高血压患者的饮食原则之一，钠离子会引发血管的收缩，而钾有助于血管舒张。膳食中多摄入钾有利于对抗钠对血压的不良作用，有研究建议高血压患者每天至少摄入钾3100mg。在薯类食品中，马铃薯干粉的含钾量最高，每100g的马铃薯干粉可达1000mg以上。

而膳食纤维属于一种多糖，在人体内消化率很低甚至不能被消化，摄入富含膳食纤维的食物可以增加胃部的饱腹感，可以促使我们减少食物的摄入量，从而能预防肥胖或是协助减肥，间接可以起到辅助降压的效果。已经有研究结果表明，每天增加膳食纤维的摄入的确可能实现血压的轻度下降。实验数据显示，增加17g的膳食纤维大概可能会分别降低收缩压和舒张压1.15mmHg、1.65mmHg左右。

所以，高血压患者应该多吃一些薯类，摄入量达到平均每天50～100g（1~2两）。但是要提醒一下，高血压患者对于炸薯片、炸薯条、油炸番薯干等薯类零食应该少吃，补充薯类的烹饪方式最好是更健康的蒸和煮。

## （二）高血脂部分

### 1. 高血脂患者应忌食煎炸、重口味食品吗？

答：忌食煎炸、重口味食品是高血脂患者十分正确的选择。

长期高糖、高油的饮食，容易得高血脂，因此对于已经有血脂异常情况存在的人群而言减少食用外卖、快餐是很有必要的。为了迎合更多人对于食物的色香味方面的追求，市面销售的外卖快餐大多都加入大量的油、盐让食品看上去更为诱人，然而这却是高血脂患者所要注意控制的，过量的油脂、盐分的摄入会导致摄入过多的热量，引起高血脂患者的病情加重。2011年有一份对北京地区占有率较高的共计11家快餐品牌的套餐进行营养状况的调查报告，报告显示所调查的套餐中平均脂肪含量为16.5～36.2g，与2002年全国营养调查城市居民的膳食摄入状况相比，脂肪含量超过35%，同时微量元素和碳水化合物的供给量均偏低。该调查再次证实了快餐存在一定的营养不均衡和脂肪含量过高的情况。

若在无法避免需要选择快餐、外卖食用的时候，高血脂患者应该有意识地尽量选择清淡类的食品，不选择煎炸类、重口味的食品，控制自身热量和脂肪等的摄入。或者在晚餐相应减少油脂的摄入，因为如果中午不控制，晚上又吃得较为丰富，对血脂情况的控制是非常不利的。

### 2. 高血脂患者要求低盐饮食吗？

答：是的，高血脂患者也应该注意低盐饮食。

低盐饮食是经多方营养专家研究所得到的较佳营养指南，无论是普通人群还是高血脂人群都应注意盐分摄入。而高血脂人群本就存在一定的血脂情况异常，则更需低盐饮食。

每日摄入食盐量应为6g以下，因为若食盐量过高时，易引起体内钠的滞留，体液增多，血液循环量增加而使心、肾负担过重对高血脂患者极为不利。同时口味太重，吃得太咸，还容易导致主食摄入量增加，不利于体重控制，增加热量的摄入，所以像酱菜、咸酸菜、梅菜等高盐食品及酱油、腐乳等含盐量较高的调味品就需要注意食用量，否则进食过量将影响高血脂病情的控制。此外，盐吃多了也容易加大钙的流失。因为肾脏每天会将过多的钠随尿液排到体外，每排泄1000 mg的钠，同时损耗大约26 mg的钙。所以人体需要排掉的钠越多，钙的消耗也就越大，也意味着可能每日的钙吸收不足，日积月累导致骨密度下降等情况的出现。此时，对于肥胖的高血脂患者，支撑身体正常活动会更加艰难。

### 3. 全谷杂粮作为主食有利于降血脂吗？

答：是的，高血脂病人以全谷杂粮为主食有利于降血脂。

高血脂不仅仅需要注意脂肪、胆固醇的摄入，也需注意碳水化合物的摄入。过多的糖分摄入和本来高血脂人群自身大多存在肥胖的原因，会容易导致产生胰岛素抵抗（即机体靶组织对胰岛素的反应性低于正常状态）。在胰

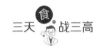 

岛素抵抗时，由于体内的胰岛素受体敏感度下降，机体将错误分泌出更多的胰岛素，最终促进极低密度脂蛋白的合成和甘油三酯的增多，不利于控制血脂水平。

但是这不代表高血脂人群不能吃主食，只是应该相应地增加全谷杂粮的比例，以保证糖分摄入的同时增加膳食纤维、氨基酸等有益成分的吸收。例如，可食用加入燕麦、荞麦、糙米、玉米粒等煮成的饭或在饭中增加豆类食物，如绿豆、鹰嘴豆、黑豆等，避免每一顿都白米饭、白馒头。但若在加入了其他淀粉类食品后，所加入的大米也要相应地减少，否则在食用等量的混合式米饭时将会造成碳水化合物含量过高，也增加了能量的摄入，影响自身的重量。

有些患者的甘油三酯数值并不超标，但是其他相关判断数值出现异常，如总胆固醇或者低密度脂蛋白的数值超标。这样的患者对于主食的选择则可以较为宽松，不一定非要全谷杂粮，但也应注意增加杂粮在主食中的比例，以增加膳食纤维的摄入，也符合我国高血脂人群指南的建议。其实，就算是健康的人群，增加杂粮的比例也是有好处的。因为精制的米粮在工艺流程中大部分有营养的地方被打磨掉，从而导致精制米的营养价值相对较低，此时若补充一定量的杂粮可更好地保证营养的全面性。

### 4. 高血脂患者应该多吃红薯等薯类食物吗？

答：是的，红薯具有高膳食纤维和一些活性植物成分，是高血脂病人较佳的主食选择之一。

本书多次提到过，膳食纤维可以促进肠道蠕动，缩短食物在肠道通过的时间，减少脂肪重吸收，降低血脂，同时还可与胆固醇结合，排出体外。

此外，红薯还含有花青素、酚类等植物活性物质，具有降胆固醇的作用，对于高血脂患者是较好的食物。有研究证明，从紫心红薯中所提取的酚类物质及花青素对于降低胆固醇和甘油三酯都有一定的作用，同时不会使高密度脂蛋白胆固醇（HDL-C）含量显著降低，反而使低密度脂蛋白胆固醇（LDL-C）含量降低。

由此可知，红薯的确具有一定的降胆固醇的效果，有助于高血脂患者稳定病情。但是也要注意，红薯吃多了，对于胃肠功能不好的患者，也会带来一定的副作用，因为存在一些较难消化的纤维物质，增加胃肠道负担。虽然有实验证明红薯中的酚类物质起到降脂作用，但它的含量和人体所需摄入多少红薯的量才可达到降脂效果的酚类物质累计量仍未可知，所以不要期望红薯能治病，只能作为辅助治疗。

表2-6是部分薯类的碳水化合物及膳食纤维含量表，供读者们进行参考。

### 表2-6　部分薯类的碳水化合物及膳食纤维含量表

单位：g/100g（可食部食品）

| 项目 | 碳水化合物含量 | 膳食纤维含量 |
| --- | --- | --- |
| 红薯 | 23.1 | 1.6 |
| 木薯 | 26.2 | 1.6 |
| 马铃薯 | 16.5 | 0.7 |
| 甘薯（白心） | 24.2 | 1.0 |

### 5．高血脂患者不能吃牛肉吗?

答：高血脂患者当然可以吃牛肉，重点是要少吃胆固醇和脂肪含量高的肉，说白了就是多吃瘦肉，少吃肥肉。

一点肉都不吃是不可取的。肉类含有许多植物性食物所没有的氨基酸、微量元素等，荤素搭配是膳食平衡重要的概念，摄入肉类也是促进健康所必需的。

平日若想更好地控制自身的血脂情况，其实应该少吃胆固醇和脂肪含量高的肉。牛肉相对于其他的肉，如猪肉、羊肉，不仅蛋白质含量更高，脂肪含量更低，热量含量也更低，更适合高血脂者食用。只是选择牛肉时，应尽量选择瘦牛肉，肌肉组织多的部位，一些肥牛、牛腩尽量避免。

中国营养学会和亚洲各国营养界推荐的每日脂肪摄入量为总热量的20%～30%，以每日摄入量为2250kcal计算，脂肪摄入为50～75g，而对于需要特别控制的高血压、高血脂、糖尿病患者来说，如果能够把脂肪摄入量控制得低些，对病情会更好。而无论如何摘除肉眼可见的脂肪，牛肉也还是会含有一定量脂肪和胆固醇的，所以也不能吃过量，否则对病情也会不利。

另外，在选择肉制品如午餐肉、牛肉酱、培根、火腿肠、熏肉等时也应

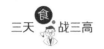

该注意挑选含脂量低的，如油泡、肉眼可见脂肪较多等的均不宜选择。同时还应注意制品的含盐量，高盐对高血脂患者也是有影响的，其原因在前文已有提及。所以对于选购肉类制品的食品时，高血脂患者最需关注脂肪和食用时的盐量问题。

### 6. 白肉和红肉都会升高血脂吗?

答：无论选择白肉还是红肉，对血脂影响都不大，根据上一条的解释，尽量选择瘦肉食用就好。

有研究表明，不管是摄入瘦红肉（牛肉、猪肉）的人群，还是摄入瘦白肉（家禽肉等）的人群，血浆总胆固醇和低密度脂蛋白的浓度均降低了1%~3%，高密度脂蛋白均增高了2%。所以，吃瘦红肉或瘦白肉对高血脂患者影响相同，高血脂病人可以选择去掉肉眼可见脂肪的红肉或白肉进行食用，不必过分纠结，只要不过量食用就可。

表2-7是部分畜禽肉、鱼类的脂肪含量，供各位读者在平日选购食材时参考。

### 表2-7　部分畜禽肉、鱼类脂肪含量表

单位：g/100g（可食部食品）

| 项目 | 脂肪含量 | 项目 | 脂肪含量 |
|---|---|---|---|
| 瘦猪肉 | 6.2 | 牛肉 | 2.3 |
| 瘦羊肉 | 3.9 | 鸡胸肉 | 5 |
| 鸭胸肉 | 1.5 | 草鱼 | 5.2 |
| 罗非鱼 | 1.5 | 带鱼 | 4.9 |
| 比目鱼 | 2.3 | 鲢鱼 | 3.6 |
| 鲳鱼 | 7.3 | 鳜鱼 | 4.2 |
| 鳟鱼 | 2.6 | 鲫鱼 | 2.7 |

### 7. 高血脂患者食用莲藕对降血脂有帮助吗?

答：这句话是对的，食用莲藕对降血脂是有一定帮助的。

莲藕相对比较常见，营养素种类比较丰富。而莲藕中膳食纤维能与人体内的胆酸盐结合，抑制小肠对胆酸盐的重新吸收。胆酸盐在肝肠循环中的积

累与胆固醇的积累有关，所以胆酸盐的重新吸收被抑制，会促使肝脏中胆固醇的分解代谢，起到降低血清中胆固醇浓度的效果。此外，二者还能与食物中的胆固醇和甘油三酯直接结合，直接随粪便带出体外，从而减少人体对脂类物质的吸收，最终起到改善高血脂患者病情的作用。

另外根据有关实验表明，不同部位的莲藕对于脂肪酸的吸附能力大致相同，而对于胆固醇的吸收而言，中部莲藕的吸附能力大于上端的，上端的又大于下端的。这可能和莲藕不同部位所含的膳食纤维量有关。

但在选择莲藕的烹饪方式时也有需要注意的地方，如杭帮菜中著名的桂花糯米藕便不太适合高血脂患者，因为它主要是用红糖及冰糖浸泡得到，当高血脂患者食用时也会因此而摄入较大量的糖分，而像卤藕等则因为含盐量较高，因此也并不合宜，所以高血脂患者想吃莲藕也要留意菜式中是否有高糖、高盐、高油的存在可能。而像莲藕的加工制品如藕粉等其实在加工过程已经丧失了它有效用的部分，同时还含有较高的糖分，所以不建议选择食用。

同样的道理，食用其他富含膳食纤维的蔬菜如芹菜、菠菜等，也能具有如同食用莲藕后的效用，因此对于高血脂患者来说，每日坚持多吃蔬菜具有一定的辅助治疗效用。

### 8．高血脂患者应该多摄入水果、蔬菜吗？

答：高血脂病人要学会多摄入水果、蔬菜，以保证每日膳食纤维、维生素、矿物质的摄入量。

大量研究表明，蔬菜、水果的摄入可以影响心血管疾病，平均每天吃5份（约100g/份）或以上蔬菜、水果的人患心血管疾病的风险比每天少于1.5份者低28%，其中深色蔬菜的作用更为明显。每天摄入两个柑橘类水果的患者比不摄入的患者血浆总胆固醇和甘油三酯都分别降低16.1%和24.7%。而水果、蔬菜能达到此效果的原因是其所含丰富的膳食纤维、抗氧化物质以及一些矿物质，这些营养成分均可降低血浆胆固醇水平。

同时《中国成人血脂异常防治指南（2016年修订版）》中也建议使用富含膳食纤维和低升糖指数的碳水化合物替代饱和脂肪酸，每日饮食应包含25～40g膳食纤维。30g的膳食纤维大约是10个苹果、2kg芹菜等，所以要想单一通过吃某样食物达到这样的摄入量是很难做到的，但高膳食纤维的食物还

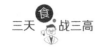

有很多，因此食物可以更加多样化，以达到此建议量。

高血脂患者平日可以选择多吃蔬菜水果，保证每人每日摄入的新鲜蔬菜和水果达到400g以上，并注意增加深色或绿色蔬菜的比例。如富含膳食纤维的蔬菜：芹菜、空心菜、菠菜、韭菜、大白菜等，富含植物化学物的蔬菜：西兰花、胡萝卜、大葱、大蒜、洋葱、紫甘蓝等。

### （三）高血糖部分

#### 1. 糖尿病患者应该一点糖也不沾吗？

答：这个问题其实涉及了糖的定义。学术一点说，糖就是碳水化合物，可以分为单糖、双糖和多糖。糖尿病患者应该少吃单糖和双糖，而多糖，如淀粉、膳食纤维、植物多糖，是可以吃的。

目前医学上认为，糖尿病患者，尤其是对已经使用胰岛素治疗的患者，在合理控制总热量的基础上，摄入适当比例的淀粉类多糖，可提高胰岛素的敏感性和改善葡萄糖耐量。人的一切活动及代谢都需要糖供应能量，因此糖尿病患者摄取一定量的多糖都是必需的，是保持健康的关键。

糖尿病患者吃总多糖的量一般不超过300g/天，不同程度患者可食用的量不同，病情严重者最好咨询医师。要少吃或不吃单糖和双糖及有甜味的各种食物，可食用一些不那么甜的水果如柚子、杨桃、番石榴、猕猴桃等，但如果血糖波动大或是出现异常，水果最好暂时忌口，特别甜度比较高的水果，如凤梨、葡萄、橙子等要尽量少吃或不吃。

对于一些喜爱吃蜜饯糕点等甜食的患者，可以选择木糖醇、山梨醇等醇糖类甜味剂代替，这样既满足对香甜的味觉享受，又能达到控制血糖的目的。

#### 2. 吃馒头升血糖比吃米饭快吗？难道糖尿病患者只能吃米饭了吗？

答：是的，馒头升高血糖的速度比米饭快。

影响血糖的主要因素是食物中碳水化合物的含量，一般来说，同等重量的米饭和馒头所含有的可利用碳水化合物的量是米饭小于馒头，这与食材本身的差异以及烹饪过程中化学变化有关。平均来看，米饭的GL值为25.7，馒头为45.8，也就是说摄入相同重量的米饭和馒头，馒头对血糖的影响要大得多。因此同样吃饱，吃馒头后升血糖较米饭快。

尽管如此，糖尿病患者也不是只能吃米饭，还是可以吃馒头的。从营养学角度看，其实糖尿病患者对任何食物都可以食用，只不过要科学控制混合食物中高GI食物的摄入量，同时增加低GI食物的数量和种类，高低结合从而降低整餐的混合GI。比如把白面馒头换成杂粮或全麦馒头，荞麦、绿豆面等杂粮和全麦中含有大量膳食纤维，既能增强饱腹感，还能延缓血糖的上升。

### 3. 糖尿病患者能吃红薯来替代主食吗？

答：糖尿病患者可以吃红薯来替代主食，但要控制摄入量，不可一次吃太多。

红薯属管状花目，旋花科一年生草本植物，红薯中富含蛋白质、淀粉、果胶、纤维素、氨基酸、维生素及多种矿物质，红薯中的碳水化合物主要为淀粉和膳食纤维，含有15%～26%的淀粉，2%～3%的膳食纤维。膳食纤维的摄入并不会影响人体血糖波动，而且对血糖控制有帮助，影响血糖的主要物质是淀粉。淀粉经过人体消化酶系被分解为单糖，单糖进入人体血液造成血糖含量升高。吃的淀粉越多、越急，血糖波动越大。大米的淀粉含量约75%，相比较而言，红薯淀粉含量不算高。红薯的GI参考值为75，GL参考值为17，都属于中等水平。

所以，吃少量的红薯对于血糖的影响不大。但像我们前文提到的，红薯吃多了会影响其他营养素的摄入，也会让你的肠胃不适，带来不爽的排气现象。因此，糖尿病患者虽然可以吃红薯来替代主食，但也不要一次吃太多。

### 4. 糖尿病患者能吃粉条吗？

答：可以吃，由于加工工艺的原因，粉条GI值并不高。

粉条中主要成分为淀粉，理论上会导致血糖大幅波动。但是，粉条的制作工艺有点特别，它是利用食物糊化、老化的原理制成的。通俗地说，老化后成型的淀粉结晶不是那么容易被人体胃肠道消化酶分解为单糖。所以，虽然粉条是用淀粉制的，但是其升糖指数不高，马铃薯粗粉条GI仅为13左右。相比于上面一个问题提到的红薯GI=75，这个值是很低的（见表2-8）。

研究表明，薯类粉条GI值均较低，基本符合糖尿病患者可安心食用的GI值范围内。同时也说明了加工方式对GI的影响：食物糊化程度高，食物GI就高。

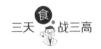

表2-8　马铃薯、红薯不同制法GI值表

| 食　物 | GI值 |
|---|---|
| 马铃薯粗粉条 | 13.6±2.1 |
| 苕粉（红薯粉） | 34.5±11.7 |
| 马铃薯（煮） | 66.4±3.8 |
| 甘薯（红，煮） | 76.7±12.3 |

推荐菜式猪肉炖粉条，GI仅16.7。即便如此，糖尿病患者也不可以大量食用粉条，由于粉条的淀粉含量较高，如果在食用与平日等量的主食后再进食粉条，容易造成血糖上升，从而影响病情。

**5. 糖尿病患者能吃面条吗？如果想吃，应该如何选择面条种类？**

答：面条和粉条就不同了，精制小麦粉做的面条GI高达81.6，血糖分分钟上升，糖尿病人不适合吃这种面条。

如果实在想吃，只能选择GI值比较低的粗粮面条，比如荞麦面条、燕麦面条、玉米面条等。全麦面条GI大约为37。也有动物实验研究证实了这个观点，和小麦面条相比，几种杂粮面条如荞麦面条、燕麦面条和鹰嘴豆面条可以显著降低糖尿病大白鼠餐后血糖值，这表示杂粮面条适合糖尿病人作为主食食用。

同时，面条越宽越厚，越不容易煮烂，消化也越慢。因此糖尿病患者宜选择又宽又厚的面条，在烹饪的时候，可以用水煮代替油炒，并且面条不宜煮过久，越糊的面条升糖速度越快。

蔬菜、蛋类和肉类含有人体所需的各种营养物质，用来配煮面再合适不过，还可以降低面条的GI值。糖尿病患者可选择蛋白质较高的肉类，例如鱼肉、牛肉、虾等。并且要多吃配菜，这样会使得饱腹感增强，自然会减少面条的摄入量。在吃面的时候建议一口配菜一口面，细嚼慢咽，以降低升糖速度。

## 三 营养专家推荐"三天'食'战三高"食谱

### 1．高血压患者午餐搭配的基本原则

高血压患者的午餐应该多选择做法简单、口味清淡的主食，例如米饭、馒头、包子，或原味蒸番薯、玉米、芋头、土豆等杂粮。而油饼、炒粉、炒面、炒饭、炸馒头等不应该作为主食食用。

少吃重油、重盐的菜式，炒、炸、煎都要摒弃，例如红烧茄子，因为茄子最吸油。高血压患者应该多选择蒸煮、白灼的菜式。

推荐高血压患者每天要吃0.5kg的蔬菜。基本上所有种类的蔬菜都可以吃，包括绿叶青菜（菜心、上海青等）、瓜类（丝瓜、南瓜等）、根茎类（萝卜、莲藕等）、菌类（蘑菇、木耳）等，每天的午餐可以选择其中不同的种类进行搭配。

豆类及其制品具有较高含量的优质植物蛋白和各种微量元素，其中还含有少量的活性成分，如大豆皂苷、大豆异黄酮等物质，有助于预防三高等慢性疾病，所以对高血压患者是有利的。

肉类也是蛋白质、维生素和矿物质的一个重要来源，虽然摄入过多很容易导致营养过剩，但是也不能完全不吃，偶尔吃一些肉类还是有必要的。各种肉类都能吃，只是尽量要选择瘦肉，控制一下脂肪的摄入。建议一天平均摄入二两（100g）的肉类，优先选择鱼类。鸡蛋可以归到肉类里面，建议水煮蛋或蒸蛋。

午餐前后都可以吃水果，不管是在公司吃外卖，还是在家吃午餐，高血压患者都应该配一些新鲜的水果。并且水果和蔬菜不能相互代替，各有各的优势。

中餐会比洋快餐健康。中餐还有一些凉拌、白灼菜式作为健康的食物选择，但是洋快餐一般是油炸食物，精白米、面，甜饮料等，不属于高血压患者的健康选择。

### 2．高血压患者的午餐食谱范例

表2-8是高血压患者的午餐推荐食谱范例，大家可以根据基本原则随喜好调整。

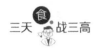

表2-8

| 天数 | 餐　单 |
| --- | --- |
| 第一天 | 米饭100g，清蒸带鱼100g，白灼芹菜200g，海带（50g）汤，一个苹果或一根香蕉 |
| 第二天 | 咖喱鸡蒸饭150g，芋头炖瘦排骨50g，素炒生菜200g，一个梨 |
| 第三天 | 玉米南瓜饼150g，番茄紫菜（50g）汤，凉拌木耳200g，芒果一小个（40g） |

**食谱注意事项：**

① 主食可以是白米饭或者是加食材蒸、煮所制得的米饭，也可以根据自己的爱好换成馒头、包子、蒸番薯、蒸土豆等；

②因为推荐一天平均食用100g的肉类，所以可以选择清蒸带鱼或者是其他鱼类，也可以选择瘦排骨等肉类，更换着品种食用；

③而蔬菜的选择很多，高血压患者可以尝试多种蔬菜，绿叶青菜、瓜类、菇类等都可以吃，保证一天500g的摄入量，但是都要求尽量采取清淡一些的烹饪方式；

④对于水果，高血压患者应该确保一天平均100g，可以在午餐食用，也可以在其他时间作为加餐食用。

**3．高血脂患者午餐搭配的基本原则**

主食可以米饭、面食为主，但也需注意所食用的量，不可过多地进食，也建议多吃杂粮等，如红薯、糙米饭、燕麦饭等，既能更简便地控制食用的分量，也能增加粗粮的摄入，有益于自身病情控制。

公司午餐等多为外卖，以求快捷方便，但对于高血脂人群而言，外卖大多高油、高盐、高糖，且中式外卖中又多以重口味的川菜、湖南菜为主，这都对高血脂病人的病情不利。因此建议自带午餐，按照有关营养需求进行搭配。如在家里吃，可以参考以下基本原则进行烹饪。

（1）应以熬煮、清蒸、凉拌的烹饪方式为主。但像广东地区的"老火汤"由于熬制时间较长，若肉类还未经处理，汤中脂肪含量会偏高，所以高血脂患者也不宜经常性饮用。

（2）注意烹饪调味时应少油少糖少盐，减少辛辣的食物。还可在如凉拌的菜肴中放入适量的酸味物质如柠檬汁、醋等，可以更加凸显咸味，在盐量较少的情况下也能感受到可口的菜式。

（3）在烹调肉类时，应去除肉眼可见的脂肪后再烹调或选择脂肪较少的动物部位，如鸡胸肉等。

（4）烹调用油应选择植物油，不可以用动物油脂如猪油、牛油等替代日常用油。

但若迫不得已，需食用外卖时，我们也可以多留意有关店铺的菜式，选择更为合适自身的店铺进行叫餐。或选择店中较为清淡、以蔬菜为主的菜式，增加维生素及膳食纤维等的摄入，注意不要过多选择含有肥肉、动物内脏、煎炸为主的菜式，以免过多摄入胆固醇、脂肪等，影响自身的血脂情况。在进食后，也不要立刻久坐不动，甚至趴下睡觉，可适当站立30min后再进行休息，还可自带苹果1个、火龙果1个等水果进行午餐搭配，丰富自身的营养吸收和食物来源。

### 4. 高血脂患者的午餐食谱范例

表2-9是高血脂患者的午餐推荐食谱范例，可以根据基本原则随喜好调整。

表2-9

| 天数 | 餐 单 | |
| --- | --- | --- |
| 第一天 | 米饭（大米100g），洋葱炒羊肉（洋葱100g，羊肉25g），百合溜西芹（百合20g，西芹150g），虾皮小白菜汤（虾皮15g，小白菜50g） | |
| 第二天 | 米饭搭配杂粮（共100g），豌豆炒瘦肉（豌豆100g，瘦肉25g），鲜笋炒生鱼片（鱼肉100g，春笋100g），芫荽紫菜豆腐汤（紫菜10g，豆腐25g，芫荽10g） | 全日的烹调用油应控制在20g左右，食盐用量在6g以下 |
| 第三天 | 粗粮馒头（100g），炖豆腐（海米10g，香菇25g，豆腐100g，瘦肉5g），炒茄丝（茄子100g） | |

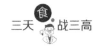 

**食谱注意事项：**

① 米饭等主食可相互替换，增加如红薯等粗粮的分量，更有助于稳定高血脂病情；

② 紫菜可用海带、菌菇等菌藻类食品进行代替，也能够帮助降脂；

③ 羊肉可用瘦牛肉、瘦猪肉、鸡胸肉等进行替换，保证蛋白质的摄入，同时避免摄入更多脂肪；

④ 芹菜等可用其他蔬菜如花椰菜、紫甘蓝等进行替换，增加维生素、膳食纤维等营养的摄入，有助于控制病情；

⑤ 烹调用油优先选择植物油如玉米油、花生油、菜籽油等，在保证每天不超过建议用量情况下，可随意替换。

### 5. 糖尿病患者午餐搭配的基本原则

糖尿病患者午餐没有什么特别不能吃的，重要的原则是要在膳食平衡的基础上控制摄入量，应由谷、肉、蛋、鱼、奶、豆、菜、果等多种食物组成平衡膳食，以汆、煮、拌、炝、炖、卤、酱、炒等少油的烹制方法为主。

谷类食物可选择杂粮、粗粮，如全麦面包、燕麦、荞麦面、玉米面、高粱米等，也可以采用混合搭配主食的方法，如二合面、三合面或二米饭等。二合面是用面粉和玉米面一比一拌和而制成；三合面是用白面粉、黄豆面粉、小米面粉按比例拌和而制成；二米饭是大米和小米三比一焖熟而成。富含植物纤维的粗杂粮和豆类食品食后吸收慢，血糖升高缓慢。

肉蛋等食物宜选择瘦肉、奶、蛋、鱼、大豆及豆制品等含蛋白质的食物。蔬菜品种应尽量丰富，水果以不甜的为主。

### 6. 糖尿病患者的午餐食谱范例

表2-10是糖尿病患者的午餐推荐食谱范例，可以根据基本原则随喜好调整。

表2-10

| 天数 | 餐 单 |
|------|------|
| 第一天 | 拌荞麦面条75g（生重），扁豆丝炒肉（瘦猪肉25g，扁豆100g，植物油10g），生黄瓜条100g |
| 第二天 | 米饭（大米75g），芹菜肉丝（瘦猪肉50g，芹菜50g，香干25g，植物油10g），拌西红柿50g，海带冬瓜汤（海带10g，冬瓜50g） |

| 天数 | 餐　单 |
|---|---|
| 第三天 | 烙馅饼（面粉50g，肉末25g，菜馅适量），鲜蘑菇炒肉（瘦猪肉25g，鲜蘑菇150g，黄瓜50g，植物油5g），油菜豆腐（油菜100g，北豆腐25g，植物油5g），拌西红柿50g |

**食谱注意事项：**

①大米可用小米或高粱米代替，面条可采用白面或玉米面等，以粗粮为佳；

② 芹菜可用韭菜代替，冬瓜可用黄瓜代替，绝大多数蔬菜含糖量较低，饥饿症状明显的患者可适当多食；

③ 瘦猪肉也可以换成牛肉、羊肉及禽类、蛋类、鱼虾类、豆类及其制品、牛奶等，补充蛋白质；

④ 植物油可选用豆油、花生油、芝麻油及菜籽油等，尽量不选用动物油，以免加重病情。

# 第三节　晚餐

老王、老张和老刘都喜欢晚饭后到小区的老榕树下透透气，顺便在屋外走走消化消化。今晚微风习习，很是惬意，三人聚到了一起开聊晚上吃饭和家人起的小冲突，在晚饭菜式的选择和做法上，究竟谁说得对呢？正确的说法又是什么呢？我们一起来看看。

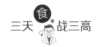

# 一 场景与自测

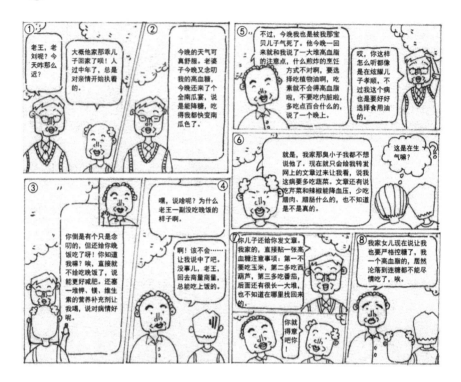

请读者根据自己平时的经验，判断他们的说法是否正确，您觉得说法正确的就在（ ）内打√，否则打×。

1. 图②中，老张的妻子认为糖尿病患者多吃南瓜可以降血糖，是对的吗？（ ）

2. 图③中，老王的妻子认为高血压患者为了减肥应该不吃晚餐，这个做法对吗？（ ）

3. 图③中，老王的妻子让他多补充矿物质钾、镁以及维生素，这些补充剂对控制高血压很重要，这个说法对吗？（ ）

4. 图⑤中，老刘的儿子认为煎炸的烹饪方式不适合高血脂患者，这个说法对吗？（ ）

5. 图⑤中，老刘的儿子让高血脂患者优先选择植物油烹饪，是对的吗？（ ）

6. 图⑤中，老刘的儿子认为高血脂患者吃素就不会得高血脂，这个想法对吗？（　）

7. 图⑤中，老刘的儿子认为高血脂患者不要吃动物内脏，是对的吗？（　）

8. 图⑤中，老刘的儿子认为百合可以降脂，让患有高血脂的老刘多吃百合，对吗？（　）

9. 图⑤中，老张认为糖尿病患者更适合吃植物油，是对的吗？（　）

10. 图⑥中，老王的儿子认为高血压患者要多吃蔬菜，是对的吗？（　）

11. 图⑥中，老王在文章中看到芹菜、辣椒能降血压，这个说法对吗？（　）

12. 图⑥中，老王在文章中看到高血压患者要少吃腊肉、腊肠等肉制品，是对的吗？（　）

13. 图⑦中，老张的儿子认为糖尿病患者不能吃玉米，对吗？（　）

14. 图⑦中，老张的儿子认为糖尿病患者吃西葫芦对身体有好处，这个想法对吗？（　）

15. 图⑦中，老张的儿子建议糖尿病患者多吃西红柿，这个做法对吗？（　）

16. 图⑧中，老刘的女儿认为高龄的高血脂患者也要严格控糖，这个想法对吗？（　）

答案：1.×　2.×　3.√　4.√　5.√　6.×　7.√　8.√　9.√　10.√
11.×　12.×　13.×　14.√　15.√　16.×

结果：

一级（答对15～16题）：恭喜您！您对"三高"在这一章的认识很全面，可以参考后面的解答丰富知识；

二级（答对10～15题）：看来您对"三高"还是有一定了解的，但是了解得不深入，翻阅后文再详细了解一下；

三级（答对5～9题）：您平时肯定不太注意"三高"的有关知识，快看看后面的解答，学习一下；

四级（答对0～4题）：您对"三高"的知识了解度也太低了，"三高"在现代社会可是具有较高普遍性的，快看解答，深入学习一下。

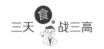

## 二 专家解读环节

### （一）高血压部分

#### 1. 高血压患者为了减肥不吃晚餐行不行？

答：不行，像老王这样的高血压患者虽然应该控制体重，但是不吃晚餐不但不能高效减肥，还可能对健康带来更多方面的不良影响。

身体中脂肪的含量与血压水平呈正相关，高血压和肥胖可谓是"形影不离"的"坏哥们"，高血压患者中至少有一半左右的人是腰粗肚子圆的胖子。而过度肥胖会大大增加高血压的发生概率和危害性。我们一般用体质指数BMI衡量肥胖程度（概念在前面三高基础知识章节有所介绍，指的是由体重公斤数除以身高米数平方得出的标准数值）。

研究人员实验发现，自身BMI如果增加$3kg/m^2$，在4年内，健康男性人群发生高血压的概率增加50%，女性更为突出，概率提升57%。并且，我国24万成年人随访资料的汇总分析显示，如果一个人的BMI大于等于$24kg/m^2$，那么其患上慢性病高血压的风险是体重正常者（BMI=$18.5\sim22.9kg/m^2$）的3~4倍。另外，除了体重的水平与高血压的发生有关，脂肪在人体的分布也是高血压的一个影响因素，一般腹部脂肪聚集越多，血压水平就越高。如男性腰围大于等于90厘米或女性大于等于85厘米的话，发生高血压的概率是腰围正常者的4倍多[男性腰围=身高（cm）÷2−11（cm）；女性腰围=身高（cm）÷2−14（cm），大于、等于或者小于该数值的0%~5%都算正常]。

所以为了防止肥胖影响血压，诱发高血压并发心血管粥样硬化以及其他疾病，高血压患者需要控制体重，使得体重指数BMI小于$24kg/m^2$、男性腰围小于90cm/女性腰围小于85cm。

但是有些高血压患者为了减肥，盲目减少食物摄入来控制体重，甚至选择不吃晚餐。虽然不吃晚餐可能会产生立竿见影的减肥效果，但长期下去会造成各式各样的不良后果。对于我们这些现代人，晚上不可避免有各种活动，如常需要工作或学习等，而不吃晚饭则易导致我们在做事的过程中无法集中注意力，严重影响效率；还可能会造成人体内的代谢紊乱，机体功能受阻，出现皮肤干燥缺水、头发脆弱易断、经常感到虚弱无力、排便不正常等亚健康问题。

此外，不吃晚餐所引起的饥饿感，会使大脑长期保持一个"补充能量"的信号，而处于活跃状态。晚上入睡后，这样的神经兴奋容易影响睡眠质量，长期下去可能使得血压不能在夜晚实现适度的降低而是一整夜都处于较高水平，甚至持续升高。并且如果长期饥饿难耐，当意志稍微减弱，把持不住时，往往会吃得更多，最终还是无法实现减肥，还损害了高血压患者的健康。

关于减肥，真正有效的方法是合理膳食、适当运动、规律作息，拥有良好的自律能力和正确的减肥心态。一日三餐的饮食结构必须科学合理，控制总热量摄入。绝不能直接省略任何一顿，否则很可能对于维持健康产生适得其反的后果。

### 2．补充矿物质钾、镁以及维生素对高血压患者很重要吗？

答：是的，高血压的老王适当补充矿物质钾、镁以及各种维生素有利于控制血压的升高。但补充微量元素最好从食物中获得，而不是吃各种片剂。

众所周知，血压高的人应该限制钠的摄入，但是鲜为人知的是补充足够的矿物质钾、镁等对于缓解高血压也有一定的帮助。钾和钠是两个相互制衡的伙伴，它们分别位于细胞内外，共同维护细胞的渗透压、水分分布和酸碱值的正常。而两者对于血管的综合作用是钠离子会引发血管的收缩，而钾离子则有助于血管舒张。因为高血压患者要减少钠离子对血管的收缩作用，从而降低血压，所以如果能多从膳食中补充矿物质钾来对抗钠升高血压的不良作用，这将是一种很好的降压方式。目前也已经有研究证明适度摄入钾离子的确可以起到一定的降低血压作用，我们现在一般建议高血压患者保持每天至少摄入矿物质钾3100mg。也许这样的摄入量看上去蛮多的，但其实大多数的食物中都含有钾，例如，每100g谷类的含钾量就有100~200mg，100g的豆类食品中也含有600~800mg的钾。而一般的蔬菜水果中每100g也可能含有钾200~500mg，因为蔬菜每天的推荐摄入量是500g，所以单靠蔬菜就能补充1000~2500mg的钾。甚至部分很常见的食物中钾含量能超过800mg/100g，如赤小豆的钾含量就高达860mg/100mg，而紫菜干的钾含量更为丰富，能达到1796mg/100g，所以每天3100mg的摄入量通过膳食补充并不难达到，高血压患者完全不必吃各种高钾片剂。只要高血压患者平常多注意参考我国最新版

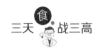

的膳食指南，补充足够的蔬菜、豆类等食品，确保膳食平衡，一般都能摄入足够的矿物质钾。

至于矿物质镁，它是一种既能调节神经肌肉兴奋性的重要物质，也是其他矿物质正常代谢、骨细胞功能正常以及血压水平的影响因素之一。有研究发现，受试者尿中镁含量较低的人患高血压的发病率偏高。并且如果高血压患者能每日补充足够镁，总体上收缩压和舒张压可以分别降低2mmHg和1.78mmHg。其中的原理主要是人体细胞内的镁是含量仅次于钾的阳离子，和钾有类似的生理功能，也能通过舒张血管达到降压作用。并且镁是激活人体内不少酶系统所必需的物质，对于维持机体各项指标的正常起到很重要的作用。此外，还有报道，镁对中枢神经系统还有镇静作用。所以我国最新版的《中国居民膳食营养素参考摄入量》（2013版）要求包括高血压患者在内的所有成年人每天都应该平均摄入330mg的矿物质镁。而大部分的食物中同样含有一定量的镁，表2-11是我们常见的食品中镁含量相对偏高的食品。

表2-11　常见食品中的含镁量表

| 每100g的蔬菜 | 含钾量/mg |
| --- | --- |
| 苔菜（干） | 1257 |
| 麸皮 | 382 |
| 荞麦 | 258 |
| 黄豆 | 199 |
| 口蘑（白蘑） | 167 |
| 大麦（元麦） | 158 |
| 木耳（干） | 152 |
| 黑米 | 147 |
| 香菇（干） | 147 |
| 发菜（干） | 129 |
| 苋菜（绿） | 119 |
| 大黄米 | 116 |

由此看来，要想通过膳食保证每日330mg镁的摄入量也是很容易的，并不需要通过高镁片剂来进行补偿。另外，食用片剂容易造成镁摄入过量，当人体内镁过量的话，有可能会产生毒性，令人出现呆滞、呼吸机能低下、中枢神经受损、昏迷、运动技能障碍等症状，严重的话还可能导致呼吸衰竭、心脏停止等致命伤害。所以对于高血压患者来讲，通过膳食补充矿物质镁就足够了，没有必要"冒险"服用补镁的相关片剂。

作为人体中需求量低却又必不可少的营养物质，维生素对于高血压患者的健康也是很重要的。如维生素C和维生素B族对于患者的血管健康就有一定的保护作用，它们在一定程度上能改善我们体内脂质的代谢，起到保护血管结构和功能免受有害物质伤害的作用。在一些研究中发现，高血压患者血液中维生素C的含量偏高的话，其血压也一般比较低一些。再例如维生素E，它有很强的抗氧化能力，能维持细胞在组成途中的新陈代谢，提高血液中氧气的利用率，帮助控制血压。此外，维生素PP（又称烟酸）能降低血胆固醇，增强血管壁的抵抗力等，对于高血压患者的健康也能提供一定的帮助。所以说，高血压患者还应该多吃富含维生素C、E、烟酸、维生素B族等各种维生素的食物。表2-12则是这些维生素含量偏高的部分食品。而B族维生素在空心菜、菠菜、小白菜、韭菜、香椿，以及大豆和豆制品等食品中含量较高。

### 表2-12　一些果蔬的维生素含量表

| 100g食品 | 维生素C含量/mg | 100g食品 | 维生素E含量/mg | 100g食品 | 烟酸含量/mg |
|---|---|---|---|---|---|
| 枣（鲜） | 243 | 冬菜 | 7228.60 | 口蘑（白蘑） | 44.3 |
| 辣椒（红，小） | 144 | 胡麻油 | 389.90 | 火鸡肝 | 43 |
| 柑橘 | 117 | 白菜（脱水） | 187 | 蘑菇（干） | 30.7 |
| 枣（蜜枣，无核） | 104 | 猪蹄（爪尖） | 101 | 冬菇（干，毛柄金线菌） | 24.4 |

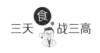

| 100g食品 | 维生素C<br>含量/mg | 100g食品 | 维生素E<br>含量/mg | 100g食品 | 烟酸<br>含量/mg |
|---|---|---|---|---|---|
| 萝卜缨（白） | 77 | 鹅蛋黄 | 95.70 | 羊肝 | 22.1 |
| 芥菜<br>（大叶芥菜） | 72 | 豆油 | 93.08 | 香菇（干，香<br>蕈，冬菇） | 20.5 |
| 青椒<br>（灯笼椒，柿<br>子椒，大椒） | 72 | 青梅果脯 | 88 | 圆腿 | 20.4 |
| 番石榴（鸡矢<br>果，番桃） | 68 | 辣椒油 | 87.24 | 大红菇<br>（草质红菇） | 19.5 |
| 豌豆苗 | 67 | 棉籽油 | 86.45 | 花生仁（炒） | 18.9 |
| 油菜苔 | 65 | 葵花子仁 | 79.09 | 花生（炒） | 18.9 |
| 辣椒<br>（尖，青） | 62 | 芝麻油（香<br>油） | 68.53 | 花生仁（生） | 17.9 |

由该表可以看出，在我们常吃的食物种类中，维生素和矿物质的主要食物来源就是水果和蔬菜。因为晚餐的时间段与早餐、午餐有较大的不同，晚餐过后不久我们就会休息，所以要求清淡饮食的同时，在晚餐多补充水果和蔬菜是最好的时候。并且一般来说，每日吃的水果蔬菜等食物已经能足够补充高血压患者所需的各种微量元素，所以，没有必要再买什么片剂来额外补充，而且微量元素补充过量也许会起到反作用。然而，具体晚餐要吃多少蔬菜呢？请看下一个问题解答。

### 3．高血压患者要多吃蔬菜吗？

答：老王的儿子认为高血压的老王要多吃蔬菜的观点是正确的。

一般新鲜蔬菜的能量偏低，并且微量营养素丰富，也是我们摄取有益健康的植物性物质的主要来源。除了上题讲到的各种维生素和矿物质，蔬菜还含有较多的膳食纤维，例如纤维素、半纤维素、果胶等。而膳食纤维被称为第七类营养素,能促进肠道蠕动,把过多的脂肪排出,有利于肥胖高血压患者控制体重。还有助于把多余的胆固醇排出体外,能防止高血压恶化为动脉硬化。

已有研究证明,大多数素食者的血压要明显低于其他人,主要原因在于蔬菜不含胆固醇,而肉食往往容易升高血液中胆固醇含量。维持较低的血压和胆固醇值对于预防心脏病等心血管疾病有很重要的意义。所以多摄入蔬菜能够降低高血压患者并发脑卒中和冠心病的风险以及各种心血管疾病引发的死亡概率。目前的实验证据已经在较高的水平上证明蔬菜对于降低血压等方面有很好的协助作用。并且通过研究食物与人体健康关系的过程中也得出结论,蔬菜和水果的摄入不足是造成世界各国居民死亡的前十大高危因素。

为了我国上亿位高血压患者的健康,权威人士制定的高血压指南中就建议高血压患者应该多吃蔬菜来替代大量肉类,保证每天至少要吃一斤的蔬菜(按蔬菜的鲜重计算),而这个量相对于其他的食物种类是最大的,美国高血压预防计划发展出来的DASH饮食(得舒饮食)甚至建议应该使劲吃新鲜蔬菜,每天两斤左右。由此也说明了各大类蔬菜对于高血压患者健康的重要性,可以协助降低血压。

所以,高血压患者吃晚餐时请尽量想象自己是只小兔子,使劲吃蔬菜吧。

### 4.芹菜、辣椒能降血压吗?有没有吃了就能立刻降血压的蔬菜?

答:网传芹菜和辣椒能降血压是不完全正确的,芹菜和辣椒中虽含有利于降压的物质,但是吃芹菜和辣椒降压效果不明显。

芹菜属于我们生活中很常见的一种蔬菜,它除了含有微量元素钾,还含有一种特殊的黄酮类化合物——芹菜素,也确实有研究报道,提取出来的芹菜素有助于降压。因此,有人就此借题发挥吹嘘芹菜是降压食品,多吃就能确保血压处于正常水平。

然而事情的真相真的这么美好吗?我们先来看看芹菜的含钾水平如何。其实100g的芹菜中就只含154mg的钾,我们统计了42种常见蔬菜的钾含量,具体数据如表2-13所示。

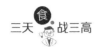

表2-13　部分食物含钾量排行榜

| 本次排名 | 食物 | 钾/mg | 本次排名 | 食物 | 钾/mg |
|---|---|---|---|---|---|
| 1 | 木薯 | 764 | 22 | 蒜苗 | 226 |
| 2 | 豇豆 | 737 | 23 | 茼蒿 | 220 |
| 3 | 毛豆 | 478 | 24 | 油菜 | 210 |
| 4 | 萝卜菜 | 424 | 25 | 豆角 | 209 |
| 5 | 蚕豆（鲜） | 391 | 26 | 菜花 | 200 |
| 6 | 竹笋 | 389 | 27 | 金针菇 | 195 |
| 7 | 红心萝卜 | 385 | 28 | 小白菜 | 178 |
| 8 | 芋头 | 378 | 29 | 扁豆（鲜） | 178 |
| 9 | 马铃薯 | 342 | 30 | 白萝卜 | 173 |
| 10 | 红苋菜 | 340 | 31 | 生菜 | 170 |
| 11 | 豌豆（鲜） | 332 | 32 | 番茄 | 163 |
| 12 | 鲜蘑菇 | 312 | 33 | 芹菜 | 154 |
| 13 | 菠菜 | 311 | 34 | 洋葱 | 147 |
| 14 | 马蹄 | 306 | 35 | 南瓜 | 145 |
| 15 | 苦瓜 | 256 | 36 | 甜椒 | 142 |
| 16 | 韭菜 | 247 | 37 | 茄子 | 142 |
| 17 | 海带 | 246 | 38 | 红薯 | 130 |
| 18 | 空心菜 | 243 | 39 | 黄瓜 | 102 |
| 19 | 莲藕 | 243 | 40 | 木耳（水发） | 52 |
| 20 | 油豆角 | 240 | 41 | 香菇（鲜） | 20 |
| 21 | 菜心 | 236 | 42 | 西兰花 | 17 |

　　由本次的统计数据可以看出，钾含量比芹菜高的蔬菜多得是，芹菜的钾含量只属于一般水平。

　　至于芹菜素，又被称为芹黄素，是天然存在的一种具有抗肿瘤、抗氧化、抗炎等多种生物学作用的黄酮类化合物，素有"植物雌激素"之称，广泛存在于蔬菜水果、豆类和茶叶等食物中，其中在芹菜中含量最高。由于它具有低毒、无副作用及致突变性等优点，因此广泛受到科学界的关注。研究表明，芹菜素可以很好地抑制多种癌细胞的生长，防止乳腺癌、肝癌等女性生殖系统肿瘤和消化系统癌症。并且，近些年来也有越来越多的研究发现芹菜素能降低血压。但是目前芹菜素降压的机理、剂量与降压效果的具体关系仍未得出结论。

其中有一个研究发现，坚持给大鼠灌四周的芹菜素，发现能实现降血压的最小有作用剂量是26mg每公斤体重。假如说这对于我们人体也同样有效的话，那么一个60kg的成年人要摄入1560mg的芹菜素来实现降血压。而虽然说芹菜素在芹菜中的含量是最高的，但是毕竟只是一种活性物质，含量还是很微小的，一般的芹菜中芹菜素的含量只有0.003%~0.088%。这含量就代表要实现降血压得要一天至少吃1.75kg新鲜芹菜，并且为了保持实验的条件一致，我们可能也需要连续摄入四周才能实现降压。那就是相当于一个月内连续吃下接近50kg的芹菜。这还仅仅是用大鼠的摄入量来往人摄入量类推，而人类往往可能需要补充更多的有效物质才能显示出效果。所以单靠吃芹菜来降血压，根本就不靠谱。芹菜只是普通的一种蔬菜，经常和其他蔬菜食用只是可以协助高血压患者维持血压稳定，并不代表说天天吃大量芹菜就能保证血压正常，影响血压的因素很多，需要多方面共同调节才能保证血压正常。

同理地，大量食用辣椒也不能确保降低血压。辣椒会被传言说能确保血压正常是因为辣椒是各大食物中辣椒素（辣椒中含有的一种生物碱类化合物）含量最丰富的一种食品。而辣椒素加入人体后会在肾上腺皮质产生作用，使肾上腺素和正肾上腺素等激素分泌旺盛。并且它能够活化热能代谢，促进肝脏及肌肉中的糖原分解，加上自身可以加速体内脂肪的新陈代谢，防止体内脂肪沉积，所以多补充辣椒素能够发挥一定的减肥功效，从而借助减肥来改善高血压的症状，对降压起到一定的辅助性作用。

目前也已经有不少的实验研究发现给大鼠长期直接补充大量的辣椒素后，的确既能有效抑制大鼠体内的脂肪合成和预防肥胖，也可以一定程度地改善大鼠的血管功能和降低血压。但是现在只能证明辣椒素对实验动物的血压水平有效，还没有充分的临床试验证明吃辣椒对人体有降压效果，还待进一步研究寻求答案。并且辣椒素也只是辣椒中的一种微量活性物质，含量

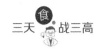

极少。单单靠大量吃辣椒也不可能达到实验中所食用的辣椒素剂量，所以无法出现同等的降压效果。

另外，因为辣椒品种繁多，辣度各异，高血压患者每次可以吃多少为宜都还得具体根据患者的健康状况和血压水平而定。高血压患者想通过吃辣椒保证血压正常的话，还要正面面对一个事实，因为辣椒辛、热、辣，其辣椒素对胃肠道有较强的刺激作用，过多食用还可能增加胃癌等疾病的发生概率。特别是同时患有胃炎或胃及十二指肠溃疡的高血压患者更加不宜多吃辣椒，以免加重症状。

那么我们身边存不存在吃了能立刻降血压的蔬菜？答案是没有，其道理都一样。每种蔬菜都能为高血压患者提供较多的营养素和活性物质，它们能帮助机体保持健康，从而稳定血压。但是所有的蔬菜都只是一种食物，它不是药品，更不是仙丹，不可能实现立刻降低血压的效果。

综合这题的回答，我们建议大家千万不要主观臆断，虽然我们说高血压患者多吃蔬菜是好的，但是前提是要换着种类，追求营养均衡。要保证血压正常还得结合良好的生活方式，再加上一定的药物治疗才可能实现，世界上还没有一种可以吃了就能确保您血压正常的食物。

**5. 高血压患者能吃腊肉、腊肠等肉制品吗？其他腌制或熏制的加工肉制品呢？**

答：老王认为高血压患者不能吃腊肉、腊肠等肉制品，是不正确的。高血压患者能吃，注意要少吃就好。

上面一直都在说蔬菜，可能大家都"素"得慌了，所以我们现在来谈谈一些肉类——腊肉、腊肠等与高血压患者的关系。肉类是我们补充蛋白质的主要食物来源，人体的生长和修复需要蛋白质。没有摄入足够的蛋白质，会导致肌肉流失、脱发、皮肤爆痘和体重减轻等健康问题。所以我们通常建议成年男性每天平均摄入55g蛋白质，女性摄入45g。而且，蛋白质能带来饱腹感，如果高血压患者想减肥，就需要拥有高蛋白质的早餐。当然，减少糖和脂肪的摄入对于减肥也是必需的。此外，蛋白质对于肌肉生长非常重要，尤其是健身爱好者。增肌运动之后不补充蛋白质的话，可能会导致肌肉流失得多。所以对于绝大多数的高血压患者来说，补充足量的蛋白质也是健康之举。

因为肉及其制品是蛋白质的重要食品来源，在畜禽的肌肉当中，蛋白质所含的比例约占总固形物的80%左右。而肉制品——腊肉、腊肠的蛋白质含量也较高，高血压患者可以适度食用。只是腊肉和腊肠等肉制品中除了蛋白质，还含有高脂肪和高盐分，并且热量偏高。根据中国食物成分表里腊肠的营养数据可知，每100g腊肠的热量为584kcal，相同热量脂肪为48.4g、胆固醇为88mg。根据卫生计生委《高血压患者膳食指导》（WS/T 430—2013）和中华预防医学会、中国营养学会《心血管疾病营养处方专家共识2014》的建议，香肠、火腿、腊肠、熏肠、蒜味肠属于"高钠"的食物，因此应在控制好盐摄入量的原则上谨慎食用。其他腌制或熏制的加工肉制品一样要少吃，如咸鱼、酱油鸡、盐焗鸡等。

## （二）高血脂部分

### 1. 煎炸的烹饪方式不适合高血脂人群吗？

答：是的，煎炸的烹饪方式并不适合像老刘这样的高血脂患者。

对于患有高脂血症的人群来说，选择煮、蒸、凉拌、炖、熬的烹饪方式更适合他们。油炸、煎制的食品由于在烹调过程加入了大量的油脂，在煎炸后其脂肪含量将较食品的原材料大幅上涨，比如同为面条，每100g普通面条脂肪含量仅为0.7g，而经油炸的方便面每100g脂肪含量变为21.1g，是普通面条的30倍。若食用油炸类食品，意味着将有更多的油脂进入体内，所以对于高血脂人群来说并不适宜选择此类方式进行烹调。

而蒸煮方式可以很好地保持食物本身的营养，相对于蒸而言，煮的时候营养成分由于溶在水中更多，因此营养成分也相对会损失更多，当然我们也可以选择把煮后的汤汁一并饮用，避免溶入汤水中的营养流失。不过，很少有人喝那么多汤，喝汤多了，饱腹感强，会影响其他食物的摄入。

而凉拌的方式则需要注意生鲜蔬菜的卫生问题，建议先简单用开水焯一下再进行凉拌食用，确保食用的安全。同时凉拌的酱料选择也很关键，尽量少加入油、盐、糖、酱油等，为了让咸味更加突出，可以选择适当加入醋、柠檬汁等酸味的调味品。还需注意不要选择拌入各式的沙拉酱，因为沙拉酱大多含脂量较高，糖量也不会少，在肥胖人士减重过程中也并不推荐食用沙拉酱，所以对于高血脂患者来说更是不适合。

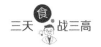
### 2．高血脂患者应该优先选择用植物油烹调吗？

答：文中老刘儿子认为患有高血脂的人应该吃用植物油煮的菜是对的。

对于患有高血脂的人来说，适合的食用油有两类。第一类为含单不饱和油脂较多的油，包括花生油、菜籽油和橄榄油。这些油中单不饱和脂肪酸对血胆固醇水平影响不大。第二类是含多不饱和脂肪酸较多的油脂，如大豆油、玉米油、芝麻油、棉籽油、红花油和葵花籽油，这些油中多不饱和脂肪酸可以降低血胆固醇水平。从上述的举例中，不难看出都以植物油为主。

多不饱和脂肪酸主要有ω-6脂肪酸和ω-3脂肪酸两种类型。大部分的ω-6脂肪酸是亚油酸，存在于前面所述的植物油中。而ω-3脂肪酸则主要存在于一些海鱼中，故而海鱼和鱼油也适合于高血脂患者食用，但此类油脂无法在平日烹调中被使用。

另外也有不少的人喜欢用动物脂肪如猪油、牛油等烧菜，他们认为这样的脂肪来源更加天然健康。但对于高血脂患者来说，动物油脂却并不适合他们，因为动物脂肪大多为饱和脂肪酸，而饱和脂肪酸摄入量过高是导致血清总胆固醇（TC）、甘油三酯（TG）、低密度脂蛋白胆固醇（LDL-C）升高的主要原因，还可能继发引起动脉管腔狭窄，形成动脉粥样硬化，增加患冠心病的风险。同时，饱和脂肪酸含量高也意味着胆固醇含量高，所以高血脂患者应该避免大量食用动物性油脂。

平日烹饪用油应优先选用植物油脂，如豆油、花生油、玉米油等。而对于高血脂患者，玉米油为最佳选择。根据有关的实验结果表明，人体试食玉米胚芽油后血清胆固醇、甘油三酯均降低，而高密度脂蛋白含量升高，表明玉米胚芽油具有辅助降血脂的功能。

植物油中大多含有丰富的不饱和脂肪酸，有降低血中胆固醇的作用，但也需要注意用量，使用过量还是会由于油脂的摄入过多而引起体重的增加，最终影响自身对病情的控制。

### 3．吃素就不会得高血脂吗？不正确的吃素方式有哪些？

答：文中老刘儿子认为吃素就不会得高血脂的观点是错误的。虽然相对于吃肉，得高血脂的可能性减少，但吃素也有可能患高血脂。

饮食中的胆固醇几乎全部来源于动物性食品。其中，禽卵、动物脏器、脑髓中含量极其丰富。所以，吃肉多的人得高血脂的可能性比素食者大很多。这点大家都能理解。但以下几种不科学的素食情况也不能忽视：

（1）脂肪的饱腹感很强，吃素会经常觉得没有吃饱，导致主食过量。摄入过多的碳水化合物尤其是加工精细的粮食后，会引起血糖升高，合成更多甘油三酯，间接导致高血脂的发生。

（2）素食的烹饪方式选择不当也会引起高血脂。由于素食的口感比较粗糙，一部分素食者会多使用酱料或煎炸的做菜方法，以改善口感及风味。这就难免会出现高油、高盐或高糖的问题了。精制糖和甜食吃太多会使甘油三酯增加，由低密度脂蛋白胆固醇运载进入血液。食盐中的钠是亲水性较好的物质，过量摄入可导致血管壁收缩甚至水肿、肢体浮肿甚至是动脉粥样硬化。煎炸食品更是少不了油，虽然使用的是植物油，吃多了一样会导致血脂高。

（3）虽然日常正餐素食，但是平日零食不断。一些素食者虽然戒了肉，但是瓜子、板栗、花生、核桃等坚果类食品来者不拒，还有选择食用一些市面销售的"素肉类"食品（大豆制品）。坚果类食品本来脂肪含量就高，加上大多用煎炸、加盐烘烤等方式制作而成，而"素肉类"食品则为了有更佳的口感更贴近肉品，大多也经过煎炸、油泡等方式，贪吃过量就会导致脂肪摄入过量。

（4）能量摄入总量超标。一些素食者本着"反正我吃素，我不怕"的心态，一会一大口，饿了就吃，日积月累就会导致能量摄入过量，体内出现糖类、脂类代谢紊乱的现象。

另外，不良的生活习惯也会导致高血脂，如饮酒和抽烟都会降低人体血液中的高密度脂蛋白含量，增加患高血脂的风险。

### 4．多吃百合可以降脂吗？

答：文中老刘的儿子认为高血脂患者该多吃百合是对的，但不要期望太多，因为真正起作用的是百合中的膳食纤维，光吃百合，不一定能达到降脂的作用剂量。

有实验表明，将不同浓度的百合渣拌入普通饲料饲喂高血脂大鼠一段时间后，可显著降低大鼠总胆固醇含量、甘油三酯和低密度脂蛋白胆固醇水平，而高密度脂蛋白胆固醇含量显著升高，由此证明食用百合渣具有较好的调节血脂和减肥功能。

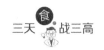
据分析，百合渣中能调节血脂的成分可能是膳食纤维，如水溶性的果胶类物质、树胶和部分半纤维素等，它们可把体内摄入的过多脂肪和固醇网住，一起带出体外，阻止了机体对多余脂肪的吸收。另外，人体中肝脏是合成甘油三酯最活跃的部位，当摄入的糖增加时，肝合成的脂也将增加。而膳食纤维可以减少摄入的糖，从而降低肝脏合成脂的量，进而避免了糖转变为脂肪的贮藏的概率。

但是，请大家一定要注意，这个实验是用百合的渣子做实验，百合渣含水量较少，膳食纤维量较高，而且做的是动物实验。一般人用百合做菜是用鲜百合，一顿饭下来不一定能摄入足够达到调节血脂量的膳食纤维。也有人选择用干百合制作糖水或粥，但百合的量依然无法达到起效用的量，所以，百合虽然是好东西，但不要期望太高。

其实，富含膳食纤维的果蔬都有潜在的降脂功效，除了百合以外，其他富含膳食纤维的食物还有番薯、毛豆、秋葵、山药等，在平日生活中也可多加食用。总之，多吃水果、蔬菜对高血脂患者辅助治疗病情是有很大帮助的。

### 5．高血脂患者不应吃动物内脏吗？

答：老刘儿子不让高血脂的老刘吃动物内脏的做法是正确的。

动物内脏虽然含较高含量的铁、锌等微量元素和维生素A、D、E、K等脂溶性维生素，但同时它也含有较高的胆固醇。根据《中国成人血脂异常防治指南（2016年修订版）》中建议，每日摄入的胆固醇应小于300mg。而每100g食物中胆固醇含量为200~300mg的食物便可称之为高胆固醇食物，而动物内脏如100g的猪肝、猪腰等胆固醇含量都已在300mg以上，而100g的猪脑胆固醇含量更在3000mg以上，即当你吃上10g猪脑时就已超过所建议每日摄入的胆固醇量。

除此之外，动物内脏中如肠类还可能粘附较多的脂肪，而这些脂肪含有大量的饱和脂肪酸，也是高血脂、动脉硬化的高危因素，因此建议高血脂患者避免食用动物内脏，以免对身体造成更大的损害，加重病情。

表2-14列出部分常见食物胆固醇含量，平日可注意相关食物的摄入量。

表2-14 部分常见食物胆固醇含量一览表

单位：mg/100g

| 食物 | 胆固醇含量 | 食物 | 胆固醇含量 |
|---|---|---|---|
| 猪脑 | 3100 | 猪肺 | 380~405 |
| 猪小肠 | 183 | 猪心 | 158~3640 |
| 猪肚 | 159 | 猪大肠 | 137 |
| 猪舌 | 116 | 牛舌 | 125 |
| 牛脑 | 2447 | 牛肚 | 340 |
| 牛肝 | 297 | 鸡肫 | 560~634 |
| 鸡心 | 194 | 鸡肝 | 356 |
| 鸭肫 | 153 | 鸭肠 | 187 |
| 鸭舌 | 118 | 鹅肝 | 285 |
| 脱脂奶 | 2 | 羊奶 | 34 |

### 6. 高龄的高血脂患者应不应该严格控制糖的摄入量？

答：老刘的女儿让患有高血脂、年龄偏大的老刘严格控糖的做法是错误的，高血脂患者需要控糖，但不用突然严格控糖。

有临床实验表明，严格控糖并不能降低心血管疾病的发生概率，甚至可能加重心血管病情，严格控糖的做法是弊大于利。而像老刘这样的高血脂患者平日的生活习惯本就不好，最终导致患有高脂血症。再加上年龄偏大，身体机能开始逐渐退化，此时若再突然进行严格控糖的行为对其身体的帮助效果并不大，还可能增加他们产生低血糖的风险，从而对平日的正常生活造成影响，如体力不支、晕倒、休克等，增加死亡的风险。因此对于较高龄的高血脂病人来说控糖也应该要适度，不可突然严格控糖，否则可能得不偿失。

尽管不需严格控制糖分摄入，但较高龄的高血脂病人仍要进行日常的控糖。因为一旦人体体内的血糖升高，就将需要更多的胰岛素才能使血糖恢复正常，但是，此时分泌过多的胰岛素又会大量促进人体中脂肪的合成，造成血脂的升高，影响高血脂病人控制自身病情。另外注意的是在这里的糖不仅仅指普通烧菜做饭时放入的白砂糖，还包括平日饮用的饮料、零食等所可能含有的各种糖。

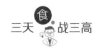

### （三）高血糖部分

**1. 糖尿病患者更适合吃葵花籽油、玉米油、红花籽油等植物油吗？**

答：糖尿病患者老张更适合吃植物油的观点是正确的。葵花籽油、玉米油、红花籽油等植物油中都含有较多的亚油酸，因此老张更适合吃这类富含亚油酸的植物油。

有研究表明，摄入脂肪中含有较高比例的亚油酸，可以使 II 型糖尿病的发病风险下降35%。另一项研究显示，用以亚油酸为代表的 ω–6 不饱和脂肪酸取代饮食中的饱和脂肪酸摄入，可以改善 II 型糖尿病患者的胰岛素抵抗。因此亚油酸对改善糖尿病具有一定效果。

亚油酸无法在体内生成，必须从食物中获得，是公认的一种必需脂肪酸，其最佳来源为植物油、坚果等，这些食物对预防 II 型糖尿病而言可能有益。而葵花籽油、玉米油、红花籽油等植物油中都含有较多的亚油酸。

一般来说，动物油如牛油、奶油和猪油比植物油含饱和脂肪酸多，但也不是绝对的，如椰子油、可可油、棕榈油中也含有丰富的饱和脂肪酸，所以猪油、黄油等动物油和含丰富饱和脂肪酸的植物油糖尿病患者要少用，最好不用，因为饱和脂肪酸对预防动脉粥样硬化不利，如果控制不好摄入量，很可能加重病情，甚至增加患冠心病的风险。

**2. 糖尿病患者能吃玉米吗？如何挑选适合糖尿病患者吃的玉米？**

答：老张的儿子认为高血糖的老张不能吃玉米的看法是错误的。但糖尿病的老张也要注意控制食用玉米的量。

糖尿病人是可以吃玉米的，每100g玉米的膳食纤维含量达2.9g，属于膳食纤维含量较高的食物，糖尿病人适当吃些玉米，既可以增加饱腹感，又可以预防便秘，关键问题在于能吃多少。

玉米分好多种，其中老玉米的升糖速度最慢，因此最适合糖尿病患者吃的，其次是糯玉米，排在最后的是甜玉米。相关资料显示：煮熟的甜玉米GI值是55%，属于中GI食物，100g中含碳水化合物19.9g。那么食用100g煮熟甜玉米的GL值为19.9×55%=10.9，属于低负荷水平。这相比于100g米饭的GL值21.2而言，甜玉米的GL值可以说是小得多了。排在最后的甜玉米相比米饭GL值都小得多，那老玉米、糯玉米当然不必担心。虽然玉米主要提供碳水化合物，但糖尿病人也是能吃的，控制食用量就可以了。不过，糯玉米的支链淀粉含量高，很容易被消化吸收，食用后血糖的上升速度比食用其他谷物快，因此对于糖尿病人来说，最好不要单独食用糯玉米，可与豆面或富含膳食纤维的食物搭配食用，以减缓血糖上升。

实际上对于绝大多数食物，真正值得糖尿病人关注的问题，不在于能不能吃，而在于能吃多少。这就需要科学的计算与指导了。

### 3．糖尿病患者吃西葫芦对身体好吗？还有什么类似蔬菜适合糖尿病人吃呢？

答：患有糖尿病的老张多吃西葫芦对身体有好处。

目前并没有文献资料记载西葫芦对糖尿病患者不好的证据。西葫芦作为一种低热值、低脂肪、低糖类的蔬菜，吃了可以补充糖尿病患者所需的各种微量元素，还不会使脂肪和糖摄入超标，算是一种健康食材。

西葫芦的钙含量极高，可给糖尿病患者补充一定的钙质，而缺钙能促使糖尿病人的病情加重；西葫芦中还含有一定的维生素C，有利于减缓糖尿病并发症的进程，减轻糖尿病视网膜病变；西葫芦对人体内胰岛素分泌还有一定促进作用，可帮助调节人体的血糖浓度，有效地稳定血糖血脂，调节糖代谢。

虽然西葫芦中所含的几种元素对糖尿病有一定的作用，但是我们每天能真正吃到的很少，而人体真正又能吸收的更是少之又少，所以糖友们也不必期待吃西葫芦能降低血糖，糖尿病需要合理的膳食，以及一定的治疗手段。

此外，还有油菜、白菜、菠菜、莴笋、芹菜、韭黄、蒜苗、西葫芦、冬瓜、黄瓜等，这些蔬菜也都含糖较少，适合糖尿病人食用。

### 4．糖尿病患者多吃南瓜可以降血糖吗？高GI值的蔬菜还有哪些呢？

答：老张的妻子认为多吃南瓜可以降糖的想法是不正确的。

老张妻子认为南瓜能降血糖的主要原因是知道南瓜含有南瓜多糖，近年来随着对南瓜多糖功能特性的深入研究，其降血糖功效在动物实验和临床试验中屡次得到证实，因此南瓜多糖被认为是预防、治疗糖尿病药物的活性物质，极具开发价值。

但是，南瓜含降血糖成分不假，并不意味着多吃南瓜就能降血糖。首先，南瓜中的降糖物质发挥作用需要一定的剂量，而它们在南瓜中的含量往往有限，日常食用南瓜甚至多吃南瓜所获得的降糖成分的量很难达到临床药效剂量，目前也没有任何流行病学数据能证明南瓜可以控制人体的血糖浓

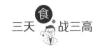 

度。其次，所有的试验数据只验证了一定浓度的南瓜提取物对小鼠有降糖效果，即使这些提取物在人体内也可以发挥同样的作用，这也不足以说明多吃南瓜就能降血糖，毕竟食品成分复杂，南瓜不止含降糖物质一种成分，还含有碳水化合物、维生素、矿物质等，而其中碳水化合物对升高血糖的贡献可是不容忽视的。

经查得南瓜的GI值为75，属于高GI值食物，而含糖量为4.5g（每百克南瓜），则200g南瓜对应的GL值为6.75，在低GL水平内，但这只是说明食用200g南瓜对血糖影响不大，并不代表多吃南瓜对血糖也没有影响。比如800g南瓜对应的GL值就高达27，处于高GL水平，说明食用800g南瓜能明显升高血糖。因此，如果为了尽量多地摄取南瓜中的降糖物质而多吃南瓜，殊不知同时摄入的碳水化合物会大幅升高血糖，这样不但降糖不成还可能会带来升糖的风险，在此建议各位糖友们适量食用南瓜就好，不能吃太多，以免引起血糖的大幅波动。

此外，马铃薯、山药、胡萝卜等蔬菜也是属于高GI值食物（见表2-15），糖尿病人同样不能多吃。

### 表2-15　常见蔬菜GI值一览表

| 蔬菜名称 | GI值 | 蔬菜名称 | GI值 |
|---|---|---|---|
| 马铃薯 | 90 | 菜花 | ＜15 |
| 南瓜 | 75 | 芹菜 | ＜15 |
| 山药 | 75 | 黄瓜 | ＜15 |
| 胡萝卜 | 71 | 茄子 | ＜15 |
| 麝香瓜 | 65 | 鲜青豆 | ＜15 |
| 甜菜 | 64 | 莴笋（各种类型） | ＜15 |
| 芋头（蒸） | 47.7 | 生菜 | ＜15 |
| 西红柿汤 | 38 | 青椒 | ＜15 |
| 雪魔芋 | 17 | 西红柿 | ＜15 |

续上表

| 蔬菜名称 | GI值 | 蔬菜名称 | GI值 |
|---|---|---|---|
| 朝鲜蓟 | <15 | 菠菜 | <15 |
| 芦笋 | <15 | 绿菜花 | <15 |

### 5. 糖尿病患者能吃西红柿吗？大西红柿和小西红柿是一个意思吗？

答：老张的儿子让患有糖尿病的他多吃西红柿的做法是正确的。但建议每天只吃100～200g小西红柿（圣女果）为宜，而大西红柿不严格限制摄取量。

西红柿本身为低升糖指数食物，对血糖影响较小，大西红柿因为含糖量较低，每100g（2两）含糖量小于5g，所以可不限摄取量，并可归类为低糖且高纤维的蔬菜类。

而小西红柿（圣女果）本身含糖量约为5.8%，较大西红柿的3.3%高些，每100g约含5.8g碳水化合物，该归类为水果类，也可以吃，但需要适量吃，避免因过度食用导致糖类摄取过多，从而不利于血糖的控制。对于糖尿病患者摄取水果，一般建议每天控制在100～200g之间，即相当于0.1~0.2kg两圣女果，并且建议在两餐之间食用为佳。

## 三 营养专家推荐"三天'食'战三高"食谱

### 1. 高血压患者晚餐搭配的基本原则

高血压患者的晚餐不能吃过饱，否则不利于减肥。

早餐吃好，午餐吃饱，晚餐吃少是个重要的健康做法。晚餐和午饭的要求差不多，只是摄入量要少一些，摄入量占一天内总热量的20%~30%就好。

晚餐搭配必须得当，宜吃富含碳水化合物、膳食纤维的清淡食物，适当补充一些鱼类等营养丰富的食物。不宜摄入太多肉类和油脂，否则增加胃肠负担，睡觉的时候血液流动速度慢，血脂易沉积，导致血压升高。一般是以谷类、豆类、蔬菜、水果为主。

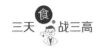

### 2. 高血压患者的晚餐食谱范例

| 天数 | 餐单 |
|---|---|
| 第一天 | 玉米粥或豆粥50g，牛肉片炖冬笋（瘦牛肉50g），白菜炒豆腐（白菜200g，豆腐50g） |
| 第二天 | 米饭100g，肉末豆腐（肉末50g，豆腐100g），拍黄瓜（100g），葡萄100g |
| 第三天 | 排骨汤面150g，马蹄炒虾米150g，白灼菜心200g |

**食谱注意事项：**

① 玉米粥和豆粥广义来说都属于杂粮粥，所以用小米粥、高粱粥等替代也差不多；

② 米饭是主食，可以换成其他主食类别；

③ 牛肉片、肉末豆腐中的肉末、虾米等也可以根据自己爱好选择瘦猪肉（末）或者其他瘦肉（末）。

### 3. 高血脂患者晚餐搭配的基本原则

晚餐相对于午餐及早餐而言，缺少更多消耗摄入热量的时间，因此高血脂患者的晚餐也不宜吃过饱，还应根据一天已经摄入的热量进行相应的改变。

晚餐建议摄入热量占一天总需热量的20%~30%，但若午餐已摄入的热量较高，此时晚餐就要相应地减少热量的摄入，同样若午餐的油脂量较高，晚餐也需作出相应的调整。并在选择食物时适当减少选择高油高盐类食物，还可把食物煮得更加软烂些，降低胃肠道的消化负担，也促进人体消化吸收。同时还应多补充含膳食纤维丰富的食物如蔬菜、粗粮等，一方面增加饱腹感，减少食量。另一方面也有助于身体的排脂，促进消化吸收。碳水化合物的摄入也可参照午餐的选择，以五谷杂粮为主，避免过食，防止睡觉时食物未能完全消化，而增加血脂沉积的概率。饭后高血脂患者还不应立即坐、卧，适当地慢走或站立半小时等更有助于食物的消化，但切记不可在饭后立即进行剧烈运动，以防出现身体不适，也不利于胃肠道的健康。适当的运动能增加身体热量消耗，有助于减肥，控制病情。

### 4. 高血脂患者的晚餐食谱范例

| 天数 | 餐单 | |
|---|---|---|
| 第一天 | 米饭或馒头（面粉或大米100g），西红柿炒圆白菜（西红柿50g，圆白菜100g），清炖鸡块（鸡块100g，胡萝卜50g） | |
| 第二天 | 八宝粥75g（大米20g，糯米15g，荞麦20g，燕麦10g，红豆5g，黑豆5g），木耳炒鸡丝（木耳50g，鸡丝50g），清炒蒜苗（大蒜叶75g，红辣椒10g） | 全日的烹调用油应控制在20g左右，食盐用量在6g以下 |
| 第三天 | 二米饭（大米25g，黑米50g），麻婆豆腐（豆腐50g，瘦肉25g），香菇油菜（香菇10g，油菜150g） | |

**食谱注意事项：**

① 米饭可用五谷杂粮等代替，也可加适量食用；

② 肉类选择脂肪含量低的进行相互替换，如鸡胸肉、瘦肉、瘦牛肉等，还可选择鱼类进行替换；

③ 蔬菜类可根据季节变换进行选择，但需保持每日一定的摄入量，摄入丰富的膳食纤维的同时保证维生素等营养充足。

### 5. 糖尿病患者晚餐搭配的基本原则

糖尿病患者晚餐忌甜食、油腻食物、烟酒以及辛辣等刺激性食物，但GI不是选择晚餐食物的唯一标准，因为混合食物的血糖生成指数（GI）不能从其中单一成分中得知，有些食物虽然血糖生成指数（GI）较高，但其含有丰富的营养（如胡萝卜、西瓜），仍值得食用；而另一些食物（如花生、瓜子）尽管GI血糖生成指数较低，但因其热量过高，营养又不够，则应尽量避免食用。这个时候，我们需要综合考虑血糖生成负荷（GL）的概念。

糖尿病患者晚餐宜选低GL饮食。如果不想因为食物影响血糖，可依据GL＜10的低负荷标准计算想要进食食品的安全量，而对于GL≥20的食物要尽量少吃。

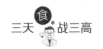
### 6．糖尿病患者的晚餐食谱范例

| 天数 | 餐 单 |
| --- | --- |
| 第一天 | 米饭（大米75g），清炖鸡块（鸡肉70g，大白菜50g），油菜炒木耳（干木耳10g，油菜100g，植物油5g），拌萝卜50g |
| 第二天 | 天津包（面粉50g，肉末25g，植物油5g），烧小黄鱼（带骨黄鱼80g，植物油5g），拌黄瓜（黄瓜100g） |
| 第三天 | 玉米面窝头70g（熟重），煎平鱼（带骨平鱼80g，植物油5g），炒菊花菜（菊花100g，植物油5g），拌豆芽100g，疙瘩汤（面粉25g） |

**食谱注意事项：**

① 每100g大米中的碳水化合物含量为76.8g，经计算，75g大米的GI值为88，GL值为50.688，所以糖尿病人要尽量少吃点米饭；

② 每100g面粉中的碳水化合物含量为71.5g，经计算，50g大米的GI值为75，GL值为26.8125，虽然比大米的GL值低，但因GL＞20，所以要少吃点面食；

③ 一般来说，谷类、干豆类及制品、乳类及制品和薯类等都属于低GI食物，糖尿病人可考虑作为主食食用。

## 第四节　宵夜

宵夜要不要吃，怎么吃，也是困扰三高患者永恒的话题。这不，老王、老张和老刘为了宵夜怎么吃又开始了激烈的讨论。他们对于自己能不能吃宵夜，该怎么吃宵夜真的了解吗？说法都正确吗？我们一起来看看。

## 一　场景与自测

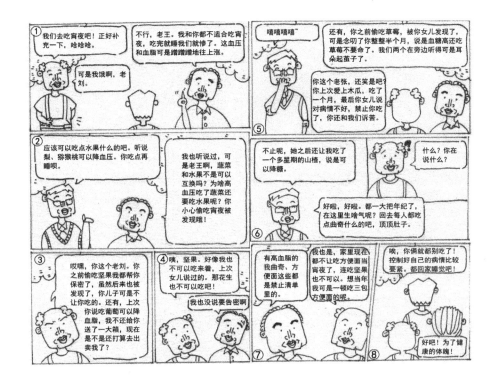

请读者根据自己平时的经验，判断他们的说法是否正确，您觉得说法正确的就在（　）内打√，否则打×。

1. 图①中，老刘认为高血压患者不可以吃宵夜，是对的吗？（　　）

2. 图①中，老刘认为像他一样的高血脂患者不适合吃宵夜，这种想法对吗？（　　）

3. 图②中，老刘认为对于高血压患者来说，水果和蔬菜能相互替代，是对的吗？（　　）

4. 图②中，老张认为梨、猕猴桃等水果对高血压患者有一定降血压作用，是对的吗？

5. 图③中，老刘的儿子认为高血脂患者不可以吃坚果，是对的吗？（　　）

6. 图③中，老刘曾经认为高血脂患者吃葡萄可以降血脂，这个想法对

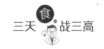

吗？（　　）

7. 图④中，老张的女儿认为糖尿病患者不能吃坚果，是对的吗？（　　）

8. 图④中，老张认为像他这样的糖尿病患者不能吃花生，这样的想法对吗？（　　）

9. 图⑤中，老张的女儿认为糖尿病患者不能吃木瓜，这样的想法对吗？（　　）

10. 图⑤中，老张的女儿认为糖尿病患者不能吃草莓，是对的吗？（　　）

11. 图⑥中，老张的女儿认为糖尿病患者吃山楂能降糖，是对的吗？（　　）

12. 图⑦中，老张认为高血脂患者夜宵不可以吃曲奇，是对的吗？（　　）

13. 图⑦中，老刘认为高血脂患者的夜宵不可以吃方便面，是对的吗？（　　）

14. 图⑦中，老王也认为高血压患者的夜宵不能吃方便面，是对的吗？（　　）

15. 图⑦中，老王的家人认为高血压患者宵夜吃坚果等零食会对血压有影响，这样的想法对吗？（　　）

答案：1.√　2.√　3.×　4.√　5.√　6.√　7.√　8.×　9.×　10.√　11.×　12.×　13.√　14.√　15.√

结果：

一级（答对14～15题）：恭喜您！您对"三高"在这一章的认识很全面，可以参考后面的解答继续丰富自身的知识；

二级（答对9～13题）：看来您对"三高"还是有一定了解的，但是了解得还不够深入，翻阅后文详细了解一下；

三级（答对4～8题）：您平时肯定不太注意"三高"的有关知识，快看看后面的解答，学习一下；

四级（答对0～3题）：您对"三高"的知识了解度也太低了，"三高"在现代社会可是具有较高普遍性的，快看解答，深入学习一下。

## 二　专家解读环节

### （一）高血压部分

**1. 高血压患者可不可以吃宵夜？如果实在饿得不行，有什么可以当宵夜吃？**

答：老王要去吃宵夜的做法是不好的。对于高血压患者来说，晚上最好不要吃夜宵。

现在因为大家的生活水平有了提高，不少人养成了一日四餐的饮食方式，一到夜晚都习惯和朋友或家人在街上繁华地段吃宵夜，这样既能尝试不同的小吃美食，还能和朋友、家人加深感情。甚至定时吃宵夜是睡前的必备节目，就算并不饿也要吃一些才能觉得生活完美。但是对于高血压患者来说，这样是一种危险操作。

有调查显示，通常情况下人们入睡后血压会下降至少10%。有研究人员追踪调查了721名平均年龄53岁的高血压患者后发现，就寝前两个小时内吃宵夜的调查对象在夜间其血压不发生下降、一直保持高位的可能性是不吃夜宵的人的2.8倍。另外，因为经常吃宵夜的高血压患者还往往会吃得偏多，肥胖率也比较高。并且宵夜过后基本就没有什么运动或耗能过多的事情了，所以高血压患者在宵夜摄入的能量不容易被消耗掉，反而转化为脂肪蓄积在患者体内，从而导致患者出现肥胖，长期则对血压的控制极其不利。

另外，长期吃宵夜还会增加胃肠负担，胃癌的患病概率会增加。特别是那些高脂类宵夜，非常难以短期消化。高脂类食物的摄入会使体内血脂升高，血胆固醇浓度猛然上升，身体一时代谢不掉，大量血脂会沉积在血管壁上，最终导致血压升高。不管是在家吃巧克力、花生、饼干等零食作为宵夜，还是在外最受欢迎的经过煎、炸、熏、烤的肉食，高油脂的炒粉、炒面等宵夜，这些都会对血压产生较为严重的不良影响。

但是如果老王实在饿到难以坚持的话，偶尔可以在晚餐过后适度吃点东西。否则，极度的饥饿对于胃部的伤害也很大。而且极度饥饿会影响睡眠，如果因为休息不好导致情绪烦躁等后果的话，最后也会不利于血压的控制。极度饥饿时食物的首选是易被消化的淀粉类和奶类等食品，例如清淡的粥、汤粉面、面包、暖到室温的热牛奶以及酸奶等。因为粥和面食中的淀粉能充分地与水分结合，既提供热能，又不乏大量水分，和牛奶一样既美味可口、润喉易食，又营养丰富、易于消化，因此是最佳选择。另外，宵夜也可以选择吃少量水果，如半个苹果，但不建议大量摄入，而且尽量在感觉饥饿之前吃，就是作为晚餐的加餐。而巧克力、奶茶等食物则不适宜，因为它们含有令人神经兴奋的咖啡因，不利于睡眠。

所以总体来说，高血压患者能不吃宵夜最好就不要吃。普通人其实也应

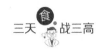

该尽量不要吃，保持良好的作息规律是保证健康的前提。但如果实在太饿也可以偶尔补充一些食物，只是经常深夜吃宵夜实在不利于维持血压稳定，最好合理安排三餐，防止深夜过度饥饿。

**2. 梨、猕猴桃等水果有一定的降血压作用吗？有没有吃了就能立刻降血压的水果？**

答：老张建议高血压患者宵夜吃些梨和猕猴桃的确有一定的道理，因为水果能为高血压患者补充大量的水分和矿物质、维生素等，有利于降血压。

许多研究表明，肥胖和超重是临界高血压病人转为持续高血压的重要原因之一。我国近2次人群调查都显示钠含量或尿钠排泄与血压均值呈正相关，高脂肪、高糖分、高热量、高盐分的食物都是高血压症的主要诱因。而水果和蔬菜相对来说低脂肪、低热量、低盐分，在上面晚餐章节中介绍蔬菜对于高血压患者的好处的时候就已经说到了矿物质钾、镁和一些维生素的重要性。大部分水果也能提供这些营养素，所以蔬菜和水果都是高血压患者应该多吃的食物。

因为钾元素可以与体内多余的钠相结合，促进钠代谢排出体外，对血压高有一定防治作用。镁对血压也有类似的效果，所以我们一般推荐高血压患者选择含矿物质钾、镁量较高的水果，如香蕉、苹果、葡萄、西瓜、草莓、桃、甜瓜、柑橘类等水果。例如猕猴桃和梨就是常见的两种水果，100g的猕猴桃中约含有12mg的镁和144mg的钾，总共156mg。100g的梨中则含有8mg的矿物质镁和92mg的钾质，合计100mg。而表2-16是常见的一些水果的镁、钾含量，高血压患者们可以参考该表来选择自己喜爱的食物。

### 表2-16 常见水果100g可食用部分中镁、钾含量表

| 本次排名 | 水果 | 镁/mg | 钾/mg | 镁+钾/mg |
| --- | --- | --- | --- | --- |
| 1 | 枣（鲜） | 25 | 375 | 400 |
| 2 | 香蕉 | 43 | 256 | 299 |
| 3 | 石榴（均值） | 16 | 231 | 247 |
| 4 | 柠檬 | 37 | 209 | 246 |
| 5 | 哈密瓜 | 19 | 190 | 209 |

续上表

| 本次排名 | 水果 | 镁/mg | 钾/mg | 镁+钾/mg |
|---|---|---|---|---|
| 6 | 蜜桃 | 9 | 169 | 178 |
| 7 | 桃（均值） | 7 | 166 | 173 |
| 8 | 橙 | 14 | 159 | 173 |
| 9 | 柿 | 19 | 151 | 170 |
| 10 | 柑橘（均值） | 11 | 154 | 165 |
| 11 | 荔枝 | 12 | 151 | 163 |
| 12 | 杨梅 | 10 | 149 | 159 |
| 13 | 中华猕猴桃 | 12 | 144 | 156 |
| 14 | 草莓 | 12 | 131 | 143 |
| 15 | 杨桃 | 10 | 128 | 138 |
| 16 | 枇杷 | 10 | 122 | 132 |
| 17 | 苹果（均值） | 4 | 119 | 123 |
| 18 | 菠萝 | 8 | 113 | 121 |
| 19 | 葡萄（均值） | 8 | 104 | 112 |
| 20 | 梨（均值） | 8 | 92 | 100 |

　　另外，也可以选择一些高纤维、高维生素的水果，对高血压症也有辅助的疗效。但是，大家必须明确一点，猕猴桃和梨只是两种普通的水果，最多只能帮助预防高血压，或者对高血压患者降低血压有一定的协助作用，并不能替代降压药，没有治疗高血压的功效。

　　那么，世界上有没有存在吃了就能立刻降血压的水果？别异想天开了，这是不可能有。起码，目前不存在。任何一种水果最多只补充极其微量的能协助降压的物质成分，但因为含量过低，能发挥的降压效果只能是潜移默化的。只是，多吃水果而保持身体健康也是预防高血压病情恶化的一种手段，所以水果还是应该多吃。另外，吃水果应该换着吃，多种多样的选择才能利用各种水果的优点。

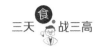

### 3. 对于高血压患者来说，可以用水果替代蔬菜吗？

答：图中的老刘认为对于高血压患者来说，水果和蔬菜可以互相替换的想法是错误的。虽然水果和蔬菜主要都是提供能协助患者降低血压的矿物质和维生素等营养物质，但是这并不代表水果和蔬菜能相互替代。

在前面晚餐章节的介绍中我们已经知道，高血压患者应该多摄入蔬菜来补充足够的钾、镁等矿物质和维生素C、维生素B族等有利于协助降压的营养素。并且同时水果也能为高血压患者提供这些营养素。所以，对于高血压患者来说，蔬菜和水果都是既健康又有营养的食物，应该常吃。

但是有些追求食物美味可口的高血压患者更偏于喜欢吃酸酸甜甜的水果而不喜欢蔬菜，并认为水果也能提供蔬菜所含有的营养素，因此可以通过吃水果来替代蔬菜。但事实上，这样的想法是不对的，蔬菜和水果的营养价值还是有一定差异的。

在微量元素方面，水果、蔬菜都含有较高的维生素、矿物质，但总含量不同。蔬菜，尤其是绿叶蔬菜，所含矿物质、维生素的总量比一般的水果（苹果、香蕉、桃等）多。

碳水化合物方面，大多数水果的游离糖含量比蔬菜高，所以吃起来味道更香甜可口。但这些游离糖，如葡萄糖、果糖、蔗糖等单双糖，在肠胃里容易被快速吸收，导致血液中的血糖浓度迅速升高。摄入超标后，会转变成脂肪，还可能会引起血脂升高。而蔬菜中的碳水化合物主要是膳食纤维，不会引起血糖太大波动，而且也不会转化为脂肪。因此，摄入大量水果容易导致高血压患者出现并发症高血糖，甚至还可能出现高血脂。

大多水果都含有蔬菜所没有的各种有机酸，它们能刺激消化液的分泌，帮助消化。刚吃完饭就吃水果可能导致餐后高血糖、胃肠胀气、便秘等不适，最好在饭后1~2h后再吃水果。

水果、蔬菜有各自不同的营养特点，两者相互搭配才能满足高血压患者的营养需求。所以，高血压患者对于水果和蔬菜都应该适度食用，并且以摄入蔬菜为主，保证平均每天400~500g的新鲜蔬菜和100g水果。

### 4. 高血压患者能吃什么零食？什么零食是坚决不能吃的?

答：高血压患者尽量不要吃零食。宵夜吃坚果等零食会对像老王这样的高血压患者产生不良影响，因为大部分零食都是高盐、高脂、高糖的"三高"食品。

下面是我们常见的一些零食及其含量分析：

坚果：脂肪含量高，特别是夏威夷果和杏仁。大家总被商家的宣传骗了，固然坚果富含不饱和脂肪酸，对于防止高血压并发其他的心脑血管疾病有一定的好处。但是除去不饱和脂肪酸，剩下的当然就是饱和脂肪酸，吃多了对心脑血管疾病患者不利，千万别指望吃坚果治病。

薯片：不同品牌薯片的钠含量不尽相同，低的大概每100g薯片含200mg钠（占最高摄入量2000mg的10%），较高的可以每100g薯片达1000钠mg每100g（占最高摄入量的50%），平均水平也能达到500mg/100g左右，相当于一天内最高盐摄入量的四分之一，属于高盐食品。

果冻：大部分的果冻中，除了水，主要配料就是糖，添加糖含量偏高，优点是含有少量膳食纤维，但是杯水车薪。

脱水蔬果干：要看是如何脱水的，如果是油炸脱水，则隐藏大量脂肪。其中的隐性脂肪大户是香蕉片，紧跟其后的是蔬菜片和苹果片等。但如果是冷冻干燥真空脱水，健康指数还可以，但是价格会高很多。

海产干货：含盐最高，特别是鱿鱼丝、海苔等，这些零食很容易造成盐摄入超标，导致或加重高血压等健康问题。

热狗：1个中等个头的热狗，钠含量约为504mg（占最高摄入量的25.2%）。

培根：20g烤好的培根，钠含量约为640mg（占最高摄入量的32%）。

方便面：1碗方便面的钠含量高达2780mg（占最高摄入量的139%）。

话梅：每5颗话梅，钠含量已经高达2400mg（占最高摄入量的120%）。

由这些数据我们可以知道，常见的零食一般都是高钠、高糖、高油脂的三高食品。对于这些零食，高血压患者虽然不至于坚决一丁点都不能吃，偶尔少量吃一点也可以。但是谨慎起见，为了防止影响血压，不管是在宵夜，还是在平常，高血压患者都应当尽量少吃零食，最好是不吃。嘴馋的话，高血压患者可以选择水果丁作为零食。

### 5.高血压患者可以选择方便面作为主食吗？

答：图中患有高血压的老王认为自己不适合吃方便面作为宵夜主食的想法是对的。高血压患者最多一个星期也只能吃两包方便面。

本书在午餐的章节中就提到外卖和快餐食品都是高盐、高油、营养不均

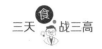
衡的食品，而方便面就属于快餐食品的一种代表食品，方便面的一小包配料中就含有4.5~6g的食盐，长期作为主食食用很可能会影响高血压患者的血压水平。并且，有调查显示，在长期把方便面作为主食的人群中，几乎60%会出现营养不良的症状，甚至有54%的人会缺铁，导致缺铁贫血。另外也有部分人群出现缺矿物质锌和缺核黄素、维生素A等，从而出现相应的不良症状。对于高血压患者，这些症状的出现会加重机体的代谢混乱，从而不利于病情的改善，甚至导致严重恶化。

另外，除了包装上标注是加工干燥、非油炸的方便面外，其他方便面的面饼几乎都是油炸而成，炸面的食用油经过一段时间的氧化，容易变成过氧化脂质。虽然含量不多，但是它是一种能够加快血管老化速度，而又没有其他什么益处的物质。对于自身代谢情况不佳的高血压患者来说，吃方便面作为主食会更容易导致动脉硬化等问题。

因此总体上来说，一般建议高血压患者不管是在宵夜或者其他时候，还是尽量不要以方便面为主食。如果实在没有选择，那么也应该把摄入量控制在一周不超过两包的范围内，配料包不要全下，并且注意在其他食物上减少油盐的摄入以及多吃蔬菜水果，以补充足够的矿物质和维生素。

## （二）高血脂部分

### 1. 高血脂患者不适合吃宵夜吗？

答：图中老刘说患有高血脂的自己不能吃宵夜是对的。

因为宵夜大多是含有较高的油脂、盐分或是含淀粉较高的食物，常吃很容易加重形成高血脂的风险。而高血脂人群本就有血脂异常的情况存在，如若夜宵后便立刻入睡，将缺少了消耗热量的时间，多余的热量将以甘油三酯的形式贮存在脂肪组织中，从而增加了血液中甘油三酯的含量，增加了血液的黏稠度，进一步加重血脂异常程度。还可能由于未能很好地消化食物，而造成胀腹感，影响睡眠质量。若给予一定的时间消化，则会延后自身的入睡时间，这样也无益于自身健康。

此外，如果宵夜选择进食大量肉类的话，不但增加胃肠负担，还会使体内血脂、血胆固醇浓度猛然上升，大量的血脂还将会沉积在血管壁上。

综合以上，建议高血脂患者不要吃宵夜，也不要熬夜，充足和高质量的睡眠也很重要，养成早睡早起的良好生活习惯更有助于病情的良性发展。

**2．高血脂患者可以吃坚果吗？**

答：图中老刘偷吃坚果，被儿子责怪有一定道理，但也不全对。高血脂患者对于坚果此类食品不需要完全禁止食用，但要注意食用的量，过多地摄入也将对自身的血脂情况造成影响。

我们知道坚果的营养价值非常高，而且坚果中含有的丰富的氨基酸和纤维素等都有利于高血脂患者改善病情，其中含有的不饱和脂肪酸、亚油酸等还具有一定预防高血脂、高胆固醇等的作用。可是，尽管坚果的益处不少，但有一个事实我们不可忽略，常见的坚果大多有较高的脂肪含量和碳水化合物含量（如表2-17所示）。而对于高血脂患者来说脂肪和糖分的摄入都是需要进行控制的，过量的摄入都将对他们的血脂水平造成影响。此外，市面能够购买到的坚果类食品大多已进行了炒制和加盐、糖等调味，这样也说明坚果除了自身的脂肪含量外，还可能带有炒制过程中的油脂，在食用时不知觉间会有更多的脂肪被摄入。

表2-17　部分炒制坚果的脂肪及碳水化合物含量表

单位：g/100g

| 坚果种类 | 脂肪含量 | 碳水化合物含量 | 坚果种类 | 脂肪含量 | 碳水化合物含量 |
|---|---|---|---|---|---|
| 花生仁 | 44.4 | 21.4 | 杏仁 | 51 | 9.6 |
| 栗子 | 1.5 | 44.8 | 松子 | 58.5 | 9.0 |
| 榛子 | 50.3 | 4.9 | 葵花子 | 52.8 | 12.5 |

因此，高血脂人群虽然可以吃坚果，但是要适量，避免大量食用，并且尽量选择只进行简单烘炒未经调味的坚果，这样能够更好地享受坚果的丰富营养，同时也避免了额外的脂肪、盐、糖等的摄入。

在《中国居民膳食指南（2016）》中提到，建议中国健康居民经常吃豆制品，适量吃坚果，大豆及坚果每日建议的食用量为 25～35 g。高血脂患者若是担心食用坚果对自身病情造成影响，可控制食用量在最低限值25g以下即可。

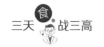

### 3．吃葡萄有利于降血脂吗？

答：患有高血脂的老刘认为吃葡萄可以降脂是有根据的，但是高血脂患者也要注意食用的量，不可以过多，避免摄入更多的糖分。

有关研究证明，从14种鲜葡萄中提取出的多种酚类抗氧化物质，均具有一定的抑制低密度脂蛋白活性的功能，由此证明葡萄含有降血脂的成分。植物多酚能够降血脂是因为多酚可以通过人体多个渠道来调节总胆固醇代谢，并降低脂肪酸合成酶的活性而减少脂肪的合成。

但是，请大家注意，葡萄中含有多酚能降血脂，不代表吃葡萄肯定能降血脂，这是一个常说的剂量问题。多酚在葡萄中虽然有，但不算多，究竟吃多少葡萄能够在体内达到降血脂的多酚含量尚需要研究证实，而毋庸置疑的是葡萄中含量更多的是糖。吃多了葡萄，意味着糖的摄入量也随之增加，此时有可能起到反作用，得不偿失。另外还有很多像葡萄一样虽然含有酚类物质或其他活性物质可以起到一定的降脂作用，但是却可能属于高糖分的水果，如木瓜、龙眼等，高血脂患者也需注意食用量，避免过多糖分的摄入。

所以，高血脂病人除了葡萄外，还可以选择含糖量更低的水果，如苹果、香蕉、火龙果、猕猴桃、山楂、橘子、柚子等，其含有的维生素和膳食纤维也是有利于控制血脂，缓解病情，同时也避免了高糖分摄入的风险。

### 4．高血脂患者能吃曲奇吗？

答：不建议高血脂病人吃曲奇，如果有其他食物代替，最好选择吃其他食物。因为在曲奇的制作过程中使用了大量的黄油、低筋面粉、糖和鸡蛋。这几种成分的用量都较大，食用后对于血脂的控制尤为不利。还有部分曲奇为了有更加好的感官享受，还会加入巧克力豆、坚果等，也有生产厂家选择在曲奇表面上撒上砂糖，增加食用时的口感，但这些制作手段会让曲奇增添更多的热量、糖分及脂肪，所以也不适宜患者食用。另外，尤其是一些价值比较低的曲奇，其中使用的黄油还有可能是人造黄油，而人造黄油中又含有一定量的反式脂肪酸，就更加不宜食用。反式脂肪酸不仅会增加血液中血脂的含量，还会让血液中的总胆固醇、甘油三酯和低密度脂蛋白的含量进一步上升，并较小程度地降低高密度脂蛋白。此外，反式脂肪酸还可能会干扰正常脂质代谢，同时其在体内的代谢周期要比饱和脂肪酸更长，对血脂也更加不利。除了曲奇外，像常见的含有人造奶油的蛋糕、代可可脂等的甜品等，由于都有一定包含反式脂肪酸的氢化油脂，所以也并不适合高血脂患者选择食用。

在平日生活中，高血脂患者更需要保持一定的运动量，以加强人体的能量、脂肪消耗，这样也有助于降低血脂水平，控制自身的病情。当然，不建议吃也不代表完全不能吃，如果实在没有其他吃的东西，但是又处于肚子饿的时候，或者实在对曲奇馋了很长一段时间，稍微吃1～2块小曲奇还是可以的。

### 5. 高血脂患者的宵夜可以吃方便面吗？可以平日当作主食吗？

答：图中老刘在宵夜时间选择不吃方便面的做法是正确的。高血脂患者不应在较晚的时间再选择食用含淀粉量、油脂量较高的食物。而在平日也不应把方便面当作正常主食食用。

方便面由于其食用方便，在技术的改进后，较大程度地改善了营养问题，味道的多样可口也渐渐成为人们在繁忙工作、宵夜的首选主食。但现今的方便面大多仍为油炸面，含有大量的淀粉和植物油，热量高、脂肪含量也高。另外，脂肪在人体中消化也较难，更不适合消化效率已减弱的晚上。此外，方便面中的酱料包为了在加水煮后还能具有较佳的风味效果，因此大多含有较高的盐量和糖分，而根据前文可知高盐高糖并不利于高血脂的病情控制。还有不少热销的方便面是以辣味为主，食用后可能更加刺激胃口，从而在夜间希望吃更多的食物。

随着方便面技术的发展，现在还出现了非油炸式的方便面，但非油炸的方便面由于经过高温加热、干制等操作，也有较多营养素丧失的弊端。再者，方便面中虽有干制的蔬菜等料包，但单纯只吃方便面并不能满足人体对各营养素的摄入需求，因此长期单一食用还可能存在营养不均衡的问题，所以若是平日把方便面当作一顿正餐也是不可取的。而无论是把油炸式还是非油炸式的方便面作为主食，再另外搭配蔬菜、肉类，虽然解决了营养均衡问题，但依然存在着调料包的高糖高盐问题。

因此高血脂的人群虽然可以吃方便面，但是在平日也应该尽量少吃甚至不吃，而在晚上消化效率较低的情况下，高血脂患者更不应选择方便面这种含淀粉量较高且口味过重的食品作为宵夜。无论何时都应选择营养更为均

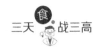

衡，口味较清淡的食物，对自身病情的控制都更有好处。

### （三）高血糖部分

**1. 糖尿病患者能吃坚果吗？哪一类坚果才是真的适合糖尿病患者食用呢？**

答：糖尿病的老张能吃坚果，但要挑选好坚果的种类和控制摄入量。

坚果除了能为糖尿病病人补充必需的营养素外，还有预防糖尿病的作用。研究发现，女性适量地多吃一些坚果食物可以预防Ⅱ型糖尿病的发生。这是因为坚果中含有的不饱和脂肪酸、纤维素和镁可以改善人体中胰岛素的分泌及胰岛素对糖的分解，从而达到控制血糖的作用。

糖尿病患者吃坚果一定要学会控制好坚果的种类和数量，因为坚果脂肪含量较高，而脂肪容易转化为葡萄糖。

坚果的种类很多，由表2-18可知，对常见的大杏仁、鲍鱼果、腰果、榛子、夏威夷果、胡桃、花生、开心果、核桃等9种坚果进行比较，从能量上来看，花生、腰果和开心果含量较低。从脂肪含量和结构上来看，夏威夷果、鲍鱼果和核桃的总脂肪含量较高；其中夏威夷果、鲍鱼果的饱和脂肪含量也很高；单不饱和脂肪酸含量较高的是夏威夷果、榛子和大杏仁；多不饱和脂肪酸含量较高的是核桃、鲍鱼果。膳食纤维含量最高的是榛子、开心果、大杏仁，腰果、夏威夷果、核桃偏低。蛋白质含量以花生较高，其次是大杏仁和开心果。维生素E含量上，大杏仁遥遥领先，其次是榛子和花生，夏威夷果最少。

表2-18　9种坚果（100g）的主要营养素列表

| 种类 | 能量/kcal | 总脂肪/g | 饱和脂肪酸/g | 单不饱和脂肪酸/g | 多不饱和脂肪酸/g | 膳食纤维/g | 蛋白质/g | 维生素E/μg |
|---|---|---|---|---|---|---|---|---|
| 大杏仁 | 576 | 48.24 | 3.88 | 32.15 | 12.21 | 8.8 | 21.26 | 25.87 |
| 鲍鱼果 | 653 | 60.24 | 15.13 | 24.54 | 20.57 | 8.5 | 14.32 | 5.73 |
| 腰果 | 551 | 39.41 | 7.78 | 23.79 | 7.84 | 5.9 | 18.22 | 5.73 |

续上表

| 种类 | 能量/kcal | 总脂肪/g | 饱和脂肪酸/g | 单不饱和脂肪酸/g | 多不饱和脂肪酸/g | 膳食纤维/g | 蛋白质/g | 维生素E/μg |
|------|----------|---------|------------|--------------|--------------|----------|---------|-----------|
| 榛子 | 626 | 58.03 | 4.46 | 45.65 | 7.92 | 10.4 | 14.95 | 15.03 |
| 夏威夷果 | 715 | 72.43 | 12.06 | 58.87 | 1.5 | 6.0 | 7.91 | 0.54 |
| 胡桃 | 688 | 52.58 | 6.18 | 40.8 | 5.6 | 8.4 | 9.17 | 1.4 |
| 花生 | 529 | 46.80 | 6.83 | 24.42 | 15.55 | 8.5 | 25.8 | 8.33 |
| 开心果 | 555 | 42.20 | 5.44 | 23.31 | 13.45 | 9.0 | 20.61 | 2.3 |
| 核桃 | 652 | 62.22 | 6.12 | 8.93 | 47.17 | 6.4 | 15.23 | 0.7 |

综合来看，榛子、大杏仁、开心果、花生、核桃都是比较健康的坚果。而夏威夷果的能量很高、鲍鱼果的饱和脂肪很高，应慎选。腰果的不饱和脂肪酸、膳食纤维、维生素E含量比其他大多数坚果都比较低，营养素不够密集。

糖尿病患者每天吃一把坚果，大约28g，平均能量在180～200kcal之间，是比较适宜的。如果想替换主食的话，通常一碗米饭的能量是300kcal，如果多吃了一把坚果，可以少吃半碗米饭。另外，坚果适宜作为糖尿病患者两餐之间的零食点心吃，避免随意吃、吃过量，尤其不能靠吃坚果类食物来饱腹，很多糖尿病人对花生、瓜子不离口，认为这样可减轻饥饿感，事实上，大量花生、瓜子、杏仁的食入，不仅使热量大为增加，而且使血脂升高，一部分血脂可通过异生作用转化为葡萄糖，不利于病情的控制。

另外，很多坚果本身的热量含量较低，但在配料中可能添加了较多的糖或盐，这些都是糖尿病患者食用时不可忽略的部分，需要注意坚果零食的配料表。坚果虽好，糖尿病患者要适量多样地吃，避免过多食用导致血糖有较大波动。

### 2. 糖尿病患者不能吃花生吗？如果想吃，吃多少才合适呢？

答：老张认为自己不能吃花生是不正确的。糖尿病患者只要控制好每次

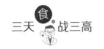
食用花生的量，一样可以吃花生。

花生的血糖生成指数是14，属于低血糖生成指数食物。所以单从这方面来看，食用花生本身是不会造成血糖不正常上升的。

相关临床试验证明，花生有潜在的降血糖作用，而且花生当中的不饱和脂肪酸对人体心血管也有一定的保护作用，但并不意味着糖尿病患者应该多吃花生。因为每100g花生米（大约40颗）含有约580kcal的热量，而我们平时食用的主食——馒头，每100g（大约为1个馒头）当中含有的热量约为220kcal，简单来说，我们每天吃20颗左右的花生产生的能量就相当于吃了1~2个正常的馒头。不少糖友在食用时一不小心就容易过量，导致摄入的总热量超标。肥胖和糖尿病的关系讲过多次，这里就不再累述。

糖尿病患者在食用花生等坚果类食品时，可参考《中国居民膳食指南》2016版当中对坚果类食品每日摄入的建议：23~35g。这个量是非常低的，就是考虑到坚果的油脂含量和能量都更高些。

### 3. 糖尿病患者不能吃木瓜吗？血糖负荷低的水果还有哪些呢？

答：患有糖尿病的老张认为自己不能吃木瓜的想法是错误的。老张可以在血糖控制稳定的时候吃木瓜，并且一次不要吃太多。

目前木瓜公认采用的GI值是25%~30%，属于低GI食物。资料显示，每100克木瓜的含糖量为8~10g，则200g木瓜含糖量有16~20g，且按最大值来计算200g西瓜的GL值：30%×20=6，说明200g木瓜仍属于低负荷水平。因此，在血糖控制稳定时，食用200g木瓜对血糖没有明显影响，可以放心食用。

但血糖波动大或药物控制无效的时候，最好不要吃木瓜，此时机体处于非常时期，任何含糖的食物都要尽量避免，但在血糖稳定时期，木瓜作为一种血糖负荷低的水果，适量食用是可以的。

除了木瓜，血糖负荷低的水果还有橙子、桃子、苹果、西瓜、葡萄柚等（见表2-19）。

表2-19 常见水果GL值一览表

| 水果名称 | 分量/g | GL值 |
|---|---|---|
| 葡萄干 | 60 | 28 |
| 枣 | 60 | 18 |
| 黑葡萄 | 120 | 11 |
| 生香蕉 | 120 | 11 |
| 梅干（去核） | 60 | 10 |
| 罐头桃子 | 120 | 9 |
| 木瓜 | 200 | 6 |
| 橙子 | 120 | 5 |
| 桃子 | 120 | 5 |
| 苹果 | 120 | 5 |
| 西瓜 | 120 | 4 |
| 葡萄柚 | 120 | 3 |

#### 4．糖尿病患者吃山楂能降糖吗?

答：老张的女儿认为吃山楂能降糖的想法不正确。山楂中的黄酮物质固然可预防糖尿病，但山楂降血糖的剂量要求和作用机理尚不明确。

资料表明，每100g山楂中含碳水化合物量达22.1g，可溶性糖平均含量约为10g，主要由果糖和葡萄糖组成，为4~5g，而蔗糖、麦芽糖和乳糖含量均非常低。总的来说，山楂中能让血糖升高的糖分不多，糖尿病患者可以吃山楂。

研究证实，山楂中含有的黄酮类物质可以改善供血系统和对产胰岛素细胞进行调节，增加胰岛素含量，从而降低血糖和血清胆固醇。因此山楂黄酮可用于预防糖尿病及其并发症。但山楂黄酮能预防糖尿病，但不代表山楂有降血糖功效。对不同原因引起的糖尿病，山楂作用结果很不一样，而且起作用的剂量单独靠吃几颗山楂是远远达不到的，目前山楂对降血糖的机理和降血糖成分还不是非常清楚，需进一步去研究。

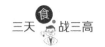

### 5. 糖尿病患者不能吃草莓吗?

答：老张的女儿认为老张因为患有糖尿病就不能吃草莓的想法是错误的。只要根据自身病情控制摄入量，老张一样可以吃草莓。

资料显示，每100g可食用草莓果肉部分的碳水化合物含量为6g，热量为30kcal，因此草莓是一种低热量、低糖分的水果。草莓的血糖指数在21~30之间，血糖负荷在1.26~1.8之间，属于低GI、低GL的一种水果，因此糖尿病患者可以吃草莓，只不过需要根据自身病情来严格控制摄入的量。

在平衡膳食、适量控制的情况下，糖尿病患者适当吃一些草莓是可以的，在两餐之间或宵夜时食用水果会对健康的影响较小，根据膳食指南推荐，糖尿病患者每天可食用水果两百克左右。但每个人自身病情和血糖反应都不一样，即使是同一种食物，还是要根据自身情况来把握是否能食用以及食用的量。

## 三 营养专家告诉你

对于患有高血压、高血脂、高血糖的患者来说，特别是年龄偏大的"三高"患者，由于随着年龄的增长，机体的基础代谢也将减缓，若在深夜选择继续吃进更多食物，无疑是加重自身的消耗负担，所以在吃了正常晚餐后，如果深夜时刻仍然感到饥饿时也应该稍微忍耐，不要选择食用更多的食物。

深夜时刻感到的饥饿大部分不是真实的饥饿感，那只是人们为了希望满足口欲而产生的心理错觉。因此，若是这时食用夜宵，在睡前将摄入过多的能量、脂肪及碳水化合物，而进入睡眠后，在人体的消化、吸收功能下降的情况下，将会造成能量过剩、脂肪堆积、糖分未能完全分解吸收等情况，不利于健康，同时影响自身的病情控制，甚至加重血压、血脂、血糖的异常程度。

若是实在无法忍受饥饿，我们也可以选择食用1~2块苏打饼干或食用一点无调味的牛奶麦片，以缓解饥饿感，但切忌因为贪嘴而多吃，也不要选择口味过重的食物，否则将不利于自身病情的改善。所以，平日"三高"患者们也要注意自身的生活作息习惯，按时吃饭，按需按量摄取，早睡早起，并且建议每周5~7天，每天30分钟中等强度的代谢运动（如快走、游泳、家务劳动等），而已确诊患有心脑血管疾病的患者则应在医生指导下进行身体活动，这样才是缓解自身"三高"病情的关键办法。

## 第二天　茶会

　　老刘新入手一罐高级红茶，晚上找老王和老张一起来家里品茶聊天。聊着聊着，话题又跑到三个人的病上。究竟三高患者能喝什么，不能喝什么，他们说的对吗？我们一起来看看。

### 一　场景与自测

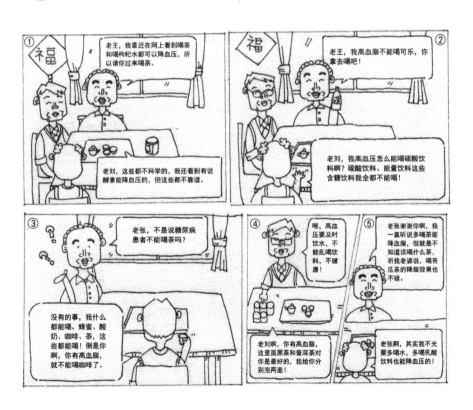

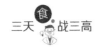

请读者根据自己平时的经验，判断他们的说法是否正确，您觉得说法正确的就在（　）内打√，否则打×。

1. 图①中，老刘在网上看到喝茶能降血压，您认为对吗？（　）

2. 图①中，老王提到的酵素能降血压的说法，您认为对吗？（　）

3. 图①中，老刘在网上看到喝枸杞水能降血压，您认为对吗？（　）

4. 图②中，高血压的老王认为自己不能喝碳酸饮料、能量饮料等含糖饮料，您同意吗？（　）

5. 图②中，高血脂患者老刘认为自己不能喝可乐，您同意吗？（　）

6. 图③中，老张说高血脂患者不宜饮用咖啡，您同意吗？（　）

7. 图③中，老刘说糖尿病患者不能喝茶，您同意吗？（　）

8. 图③中，糖尿病患者老张认为自己能喝蜂蜜，您同意吗？（　）

9. 图③中，糖尿病患者老张认为自己能喝酸奶，您同意吗？（　）

10. 图③中，糖尿病患者老张认为自己能喝咖啡，您同意吗？（　）

11. 图④中，老张说高血压患者要注意及时饮水，您同意吗？（　）

12. 图④中，老张认为黑茶和普洱茶的降脂效果最佳，您同意吗？（　）

13. 图⑤中，高血压的老王说喝乳酸饮料能降血压，您同意吗？（　）

14. 图⑤中，高血脂患者老刘听说多喝茶可降脂，您认为对吗？（　）

15. 图⑤中，高血脂患者老刘的老婆说苦瓜茶能降脂，您同意吗？（　）

答案：1.×　2.×　3.×　4.√　5.√　6.√　7.×　8.×　9.√　10.√　11.√　12.×　13.√　14.√　15.√

结果：

一级（答对14～15题）：恭喜您！您对"三高"在这一章的认识很全面，可以参考后面的解答进一步丰富知识；

二级（答对10～13题）：看来您对"三高"还是有一定了解的，但是了解得不深入，翻阅后文详细了解一下；

三级（答对5～9题）：您平时肯定不太注意"三高"的有关知识，快看看后面的解答，学习一下；

四级（答对0～4题）：您对"三高"的知识了解度也太低了，"三高"在现代社会可是具有较高普遍性的，快看解答，深入学习一下。

# 二 专家解读环节

## （一）高血压部分

### 1. 高血压患者喝茶能降低血压吗？

答：目前证实喝茶能降低血压的研究有，但是不算多。高血压患者不妨可以多喝点茶，毕竟茶对健康的作用是公认的。

茶起源于我国古代，现已遍布于全球各地，成为当今世界消费量最大的饮料之一，同咖啡和可可并称为世界三大无酒精饮料，已被世界所公认。很多人都认为饮茶比饮用其他饮料健康，这主要因为茶叶中含有多种与我们人体健康密切相关的成分，主要包括糖类、脂类、蛋白质以及多酚类（如茶多酚等）、生物碱、咖啡因、氨基酸、各种维生素和无机元素钾、磷等。在这些物质的共同作用下，喝茶在一定程度上可以抗疲劳，协助我们的机体维持正常的免疫功能，消灭不利于健康的自由基物质，并且茶叶中的茶多酚能溶解体内多余的脂肪，其中的维生素以及其他活性物质还能促进胆固醇排出，协调体内胆固醇平衡。

所以目前已经出现有部分研究证明茶中茶多酚能降血压，这些实验大多是在动物身上进行的。临床试验也有，但因为实验条件、干预情况的不同，有的人体实验显示茶多酚能降血压，有的却证明不能，所以一直都无法给出肯定的结果。

但可以肯定的是，短时间内补充茶多酚并不影响血压，要长达数月的持续摄入才可能有效。同时，每天喝什么茶、多少茶、浓度多高、什么时候喝，这些都没有明确的数据。

如果您平常某次喝茶后感觉血压降了，更有可能是因为补充了水分，减轻了血浆浓缩、血小板凝集等不利降低血压的影响因素，而并不是茶叶的作用。

总而言之，从目前的研究来看，对于喝茶降血压没有明确的结论。但是，茶确实是一种健康饮品，已经有太多的研究证实茶的健康作用。所以，建议喜欢喝茶的高血压患者放宽心，好好地品茶就是了，不要想太多。

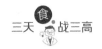
### 2．高血压患者多喝酵素能降低血压吗?

答：高血压患者多喝酵素并不可以降低血压，酵素是商家靠吹嘘产生的"理想降压泡沫"。

我们常说的酵素其实有两种含义：第一种是指"生物酶"，生物酶是由生物体活细胞产生的、具有催化活性和高度选择性的生物大分子。我们身体内都有酶，它作为一种极其重要的生物催化剂，支配着人体的新陈代谢、营养和能量转换等许多过程，与我们的健康息息相关。但酶在我们人体能按自身需求合成，一般情况没必要通过饮食摄入，就算摄入也不会有效。因为酶的本质是蛋白质，在被人体吸收之前，消化道中成千上万的蛋白酶就会把蛋白质彻底分解为氨基酸。你喝的"酵素"相当于补充了一点氨基酸罢了。而血压主要是取决于我们的血液黏度，血液黏度则决定于血浆蛋白浓度、血细胞容积、血液通道的长度等因素，由酶所产生的那么点氨基酸对于这些因素几乎没有多大帮助。

酵素的第二种定义是指以蔬菜、水果等为原料，经过加糖、密封、保存的过程让其充分发酵而得到的发酵液。所以酵素液中会含有一定量发酵用的微生物、果蔬的营养素和微生物的代谢产物。这些物质对于血压并没有什么特别功效，根本无法支撑人们寄托于"酵素"上关于养生保健的期望。酵素最多就只是可以为不爱吃果蔬的人群补充少量的膳食纤维、水溶性维生素和大量的水分。

不管是哪种定义的酵素，对于高血压患者的血压水平都并没有什么多大的改善作用，高血压患者再怎么多饮酵素都根本不可能对于降低血压有什么功效可言。真要硬说有什么功效，酵素中含有的来自于果蔬的一丁点膳食纤维可能有点用，前面章节是讲过的。

### 3．高血压患者喝枸杞水能否降低血压?

答：高血压患者想通过喝枸杞水降低血压并不靠谱。

枸杞是一种著名的食药兼用的中药材，我国枸杞的产地主要集中在大西北地区，是受各地人民喜爱的一种植物（果子）。而枸杞多糖是从枸杞中提取得到的一种水溶性多糖，是枸杞中生物活性最强的成分，总含量大约占新鲜枸杞重量的3.36%。现代研究表明，枸杞多糖对于增强机体免疫力、抗衰老、抗肿瘤、降血脂等方面具有一定的功效，且对人体健康无任何副作用。

　　然而，目前也有关于枸杞多糖的降压方面的一些研究，部分实验结果表明枸杞中的枸杞多糖对于大鼠、小鼠、兔子等试验动物具有降血压作用。枸杞多糖可以降低实验动物收缩期、舒张期血压，降低血浆及血管中丙二醛、内皮素含量，增加降钙素基因相关肽的释放，从而防止高血压的形成。

　　但是，目前这些结论都只是从实验动物身上得到，具体到人的身上是否有同等的效果需要提个问号，只能等进一步临床研究结果。更值得大家注意的是，这些实验所用的都是枸杞中枸杞多糖高浓度提取物，不是用枸杞果实。去掉水分的干枸杞大概只含有5%～8%的枸杞多糖，这就意味着，如果你要靠吃枸杞或者喝枸杞水，需要吃（泡）更多的枸杞。就算你腰包受得了，你的胃也受不了，你的膀胱更受不了。

　　所以，对于高血压患者来说，喝枸杞水是无济于事的。不过，枸杞也算是一种健康的浆果，平时当零食偶尔少量吃点就好。

### 4. 高血压患者能喝碳酸饮料、能量饮料等含糖饮料吗？

　　答：高血压患者应该少喝或不喝碳酸等含糖饮料，也不要喝能量饮料。

　　含糖饮料主要包括含糖苏打水、玉米糖浆或其他的能量甜味剂和碳酸或非碳酸饮料，如运动饮料、能量饮料等。目前，含糖饮料的消费一直在逐年增加，已成为全球性的趋势。同时，这样的消费趋势也逐步成为致肥胖及其相关疾病的一个重要因素，也作为一种公共卫生问题受到全世界的重视。

　　其中，含糖饮料对于高血压患者也存在明显的危害性。已有明确的临床研究结果显示：长期来看，那些每天至少喝1杯含糖饮料的受试者，比那些1个月喝1杯甚至更少的受试者，患高血压风险高13%。关于这一机理，研究人员认为，这主要可能与含糖饮料中的大量糖分有关。我们前面也说过糖对高血压患者的危害，这里不再详述。而碳酸饮料属于含糖饮料中最受欢迎的代表，但是它不但高热量低营养，而且它的含糖量还相对偏高，能达到10%左右，常喝极其容易使人肥胖。另外它还含有使人过度兴奋的咖啡因，这些对于血压的不良影响较大，所以建议高血压患者少喝或者是不喝碳酸等含糖饮料。

　　并且，高血压也不适宜喝能量饮料。能量饮料也是最近这些年越来越受欢迎的一种含糖饮料，这种饮料一般含牛磺酸、咖啡因等成分，能令人血压

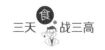

升高、心率加快。有临床案例表明，某患者喝一杯咖啡后，其中的咖啡因使得血压持续12小时维持偏高水平。虽然案例比较极端，但是咖啡因能升高血压是不争的事实。所以建议高血压患者最好不要喝能量饮料，更加不要和酒混喝，否则危害性更大。

所以不管是碳酸饮料还是能量饮料等含糖饮料，高血压患者都应该少喝，最好不喝。对于想要补充水分时，高血压患者应该尽量选择饮用不加糖的茶和白水。

### 5．高血压患者喝乳酸饮料可以降低血压吗？

答：酸奶等乳酸饮料可能有一定降低血压的效果，但效果并非立竿见影，可能需要长期吃，最多只能当成辅助治疗的健康食品。但一定要注意，高血压患者应该选择发酵型乳酸饮料，如酸奶，而不是调制出来的有奶味的酸饮料产品。

乳酸饮料是近些年来国内兴起的一种饮料，虽然起步较晚，但是凭借其健康、营养、时尚的特点迅速发展，成为乳制品行业的重要产品种类。在国外，对于酸奶等乳酸饮料的保健功能已有一定的研究，甚至在与人体血压的关系方面也开始逐步深入探讨。

类似研究酸奶或发酵食品能降血压的报道有不少。举个例子，日本的一个团队通过研究"雅库尔特"和"卡尔皮斯"两种乳酸饮料发现：14名高血压患者每天服用800mg"雅库尔特"中乳酸杆菌的细胞壁成分提取物，能降低4mmHg的舒张压，9mmHg的收缩压。经分析发现，该细胞壁含有能扩张血管的物质。而"卡尔皮斯"则是因为乳酸杆菌发酵奶中的蛋白质产生了能降压的活性肽，17位高血压患者连续8周每天服用100mL该液体，血压可以实现舒张压降低7mmHg，收缩压降低12mmHg。

但是，请注意，这类实验都要经过长达几个月的临床期才能表现出一定的降压效果，比起降压药，效果差太多了。发酵型活菌乳酸饮料中有益降压的物质含量很低。认真分析日本的实验就可以发现，实验者连续每天喝下的不是乳酸饮料，而是乳酸菌细胞壁的提取物或者代谢产物提取液，实验中相应的摄入量都是经过处理浓缩出来才能达到的剂量。为什么实验不是直接喝乳酸饮料呢？其中一个重要的原因就是因为乳酸饮料中的含有量太低，通过每天摄入乳酸饮料而获得800mg的细胞壁成分或100mL的代谢产物在实际情况中很难实现，也就是说靠乳酸饮料实现不了降压。

更要注意的是，上面的例子是指发酵型酸奶，发酵型乳酸饮料是牛奶经过乳酸菌发酵而成的饮料，其中可能会含有活菌（有的产品会灭菌）和活菌代谢物（如 "卡尔皮斯" 的降压液体）。而不是市面上一些由各种原料（水、乳酸、奶粉、糖等物质）混合而成的甜饮料，并不含乳酸菌及代谢产物。这类饮料也是一种含糖饮料，因为高血压患者对糖的代谢能力下降，所以喝太多甜饮料不但不会降低血压，还可能不利于高血压患者保持健康。

### 6. 高血压患者要注意及时饮水吗？矿泉水、白开水、纯净水该如何选择？

答：是的，高血压患者应该要注意及时饮水。影响血压最直接的因素是血液的黏稠度，而及时补充足够的水分有利于降低血液的黏稠度，使得血压维持在一个正常的范围内。

特别需要注意每日的清晨和晚上补水。清晨饮一杯温开水对于高血压患者来说很有好处，因为经过一夜睡眠，人体内相对缺水，血液黏稠，容易高血压。清晨饮一杯温开水，可使高血压患者的血液稀释，能够有效预防血压上升，减少脑血栓和心肌梗死发生的概率。

而晚上适当补充一定水分，能减轻血浆浓缩、血小板凝集等，防止早上睡醒时缺水严重。具体补充多少得看个人情况，尽量不要让自己身体缺水而感到非常口渴，也不要喝太多，否则多次起夜会降低睡眠质量，而影响血压水平。

对于高血压患者来说，应当饮用矿泉水、白开水、纯净水等。因为矿泉水、白开水中含有一定量的钾、钙、镁离子，有利降压，特别是夏天出汗较多时，可以考虑优先选择。

总之，高血压患者多喝水就好，其他各种饮料都应该少喝。

## （二）高血脂部分

### 1. 多喝茶可以降脂吗？

答：高血脂患者若能经常饮茶对降脂是有很大帮助的。

茶叶降脂机理研究得比较透彻，茶叶中降脂的物质，主要是茶多酚、咖啡碱、脂多糖、茶色素等成分。茶多酚降脂的主要原因是其能抑制细胞中的胆固醇的合成，具有降低血液中低密度脂蛋白（LDL）、提高高密度脂蛋白

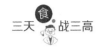

（HDL）的功效。

茶叶中的儿茶素类物质通过影响交感神经系统的活动，增加能量消耗，促进脂肪氧化，并与茶叶中的咖啡碱协同发挥作用。另外可以通过干扰脂肪相关代谢酶的活性，调节饮食中脂肪的消化、吸收和分解，最终达到降低血脂的效果。

咖啡碱可使血管平滑肌松弛，增强心血管壁弹性，增大血管有效直径，有促进血液循环的作用；脂多糖可以通过升高高密度脂蛋白（HDL）含量，调节动脉粥样硬化的指标，加强胆固醇的排泄来实现降脂；茶色素中的茶黄素、茶红素与茶褐素能降低血液黏度，防治高血脂及脂代谢紊乱等疾病，其中茶红素能加快排泄酸性甾体，通过促进粪便排泄类固醇，从而减少肝脏脂质的含量。另外根据有关实验结果表明，茶黄素、茶红素与茶褐素能对高脂饮食大鼠肠道菌群具有正相调节的作用，在一定程度上能抑制大鼠体重增长。

动物实验还有很多，例如，有科研人员研究茶对预防高脂血症的效果，结果表明，乌龙茶与普洱茶均可抑制实验中高血脂大鼠体重的增加，能够降低脂肪的重量，并可显著降低实验中高血脂大鼠血清总胆固醇、甘油三酯、低密度脂蛋白（LDL）含量，并升高高密度脂蛋白（HDL）含量。

除了动物实验，还有研究中老年人群饮茶与血脂水平关系的报道，报道称男性中经常饮茶组与不经常饮茶组相比，低密度脂蛋白（LDL）较低；女性中经常饮茶组高密度脂蛋白（HDL）较高。由此也证明了经常喝茶可以有助于预防高血脂。

虽然上述几种活性成分在茶水中含量很少，但假如我们能够经常喝茶，还是能在多次少量的情况下起到一定的降血脂效果的。但我们也要了解的是，喝茶和喝市售的茶饮料是存在一定的区别的，尽管很多茶饮料标榜着为纯茶叶冲泡，但大多茶饮料还是为了解决茶水的一些苦涩味和为了迎合更多大众对茶饮料的口味而选择加入较大量的糖，同样如本书经常所说的，高糖并不适合高血脂患者。据高血脂指南对饮食干预的建议，日添加糖摄入量不应超过总能量的10%。所以，不要认为喝茶和喝茶饮料无太大区别，也不要盲目相信产品标榜"0"糖、原液等的信息，要学会判别，更有助于控制病情。（可参考后文超市篇了解如何看食品营养标签。）

### 2. 高血脂患者可以饮用咖啡吗?

答:很多人群在熬夜或者想要提神时都会选择饮用咖啡,但是对于高血脂患者的老刘来说,咖啡应该少量饮用甚至不饮用。

咖啡既香浓又能提神解乏,一般含有蛋白质、脂肪、粗纤维、蔗糖、咖啡碱等多种营养及功效成分。但有相关临床实验表明,血脂正常的男性每日饮用720mL含咖啡因的过滤咖啡可引起血浆胆固醇升高,升高是由高密度脂蛋白胆固醇(HDL-C)和低密度脂蛋白胆固醇(LDL-C)共同作用所致的,虽然对正常人不构成冠心病的危险因素,但是对于高血脂患者却是危险的,毕竟胆固醇升高不利于高血脂患者控制自身的血脂情况。此外,也有研究表明,饲喂高血脂小鼠高浓度的普通咖啡时,虽出现降低甘油三酯含量的结果,但对于胆固醇含量的影响却不大。由此可推测,若是人们想达到降低甘油三酯的结果,需要饮用较大量的咖啡才可达到,而饮用大量咖啡后,又将可能对人体造成如胃酸过多等的危害,得不偿失。综合这些实验结果表明,饮用咖啡虽然可能存在降脂作用,但是由于需饮用量过大造成的危害可能比带来的降脂作用更大,所以不适合作为以降脂为目的的饮料饮用。同时,大多数人为了避免咖啡的苦涩味道,喝咖啡时大多选择饮用速溶咖啡或含糖量较高的咖啡,还有人选择加入奶油,以便使口感更加顺滑,入口有更浓烈的香味,却不知此时将造成摄入糖分过高,在之前的篇章中我们也提及过,对于高血脂病人来说,控糖是很有必要的,糖分的大量摄入将影响血脂病人的血脂情况。此外加入的奶油中还可能含有反式脂肪酸,也将对病情有所影响。因此,提倡高血脂患者最好不要饮用咖啡,特别是浓咖啡或含糖量高的咖啡。平日工作时高血脂患者若希望提神解乏,可以选择泡点茶或伸个懒腰。茶中含有的咖啡碱等也具有与咖啡一样的刺激兴奋作用,而伸懒腰由于可以引起全身大部分的肌肉较强的收缩,在短短的几秒钟内,将很多淤积停滞的血液赶回心脏,改善血液循环,同时它能使颈部血管顺畅地把血液输送到大脑,使大脑能得到充足的营养,从而消除疲劳,振奋精神,因此若要解乏不一定只能单一依靠饮用咖啡起作用,还可通过别的方式达到相同的效果。

### 3. 苦瓜茶能降血脂吗?

答:老刘的老婆说苦瓜茶对高血脂患者具有一定的降脂作用是有依

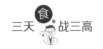

据的。

研究表明，苦瓜具有降低血清胆固醇和甘油三酯的效果，其中起作用的活性成分叫作苦瓜皂甙，它能增强细胞超氧化物歧化酶（SOD）的活力。研究表明，SOD水平下降，其降低程度与动脉粥样硬化、冠心病等疾病的发生和发展呈显著负相关。而流行病学调查也证明，动脉粥样硬化严重程度随血浆胆固醇水平的升高而加重，而血浆中的低密度脂蛋白发生氧化后形成的物质，是最重要的致粥样硬化因子，而这个物质还可诱发细胞膜上本身存在的一系列自由基，使其成为氧自由基。此时，当人体的抗氧化酶类降低将导致清除氧自由基的能力下降，最终导致内皮细胞受损，促进吸引血中巨噬细胞粘附于内皮表面，还将促进泡沫细胞生成导致动脉粥样硬化，也是高血脂病人最为担心的后果，而SOD作为一种专一性的氧自由基清除剂，能够较好地清除氧自由基，降低动脉粥样硬化的风险。因此对于高龄的高血脂患者，由于他们的机体抗氧化能力将较年轻时期减弱，意味着他们患动脉粥样硬化的风险提高。所以，简单来说，苦瓜皂苷能提高SOD活力，即提高机体抗氧化能力，能更好地预防心血管疾病的发生。

有人证明苦瓜冻干粉能降低实验小鼠肝脏胆固醇量和甘油三酯的总体水平，提高小鼠血浆中高密度脂蛋白胆固醇的含量，且对其它脂质参数基本上没有影响。

而苦瓜茶是以苦瓜为主要原料，以茶叶为辅料制成的冲泡类食品。有人专门做过苦瓜茶对脂代谢紊乱小鼠的影响实验，结果表明，苦瓜茶在一定浓度下能够缓解脂代谢紊乱，控制血清胆固醇水平，并在一定程度上提高小鼠血清高密度脂蛋白的水平。

所以，苦瓜茶的确有一定降脂功能，高血脂患者常喝对降血脂是存在有一定效用可能性的。但是也要提醒大家，和前面讲过的喝茶与高血压的关系一样，不要对这样的茶类饮品期望值太高，当成普通健康饮品就好。类似的如山楂茶、决明子茶、菊花茶等植物果实、叶子等冲泡的饮品都一样。

### 4. 绿茶、红茶、铁观音、黑茶、普洱茶中，黑茶和普洱茶降脂效果最佳吗？

答：这个说法并不正确，实际上无论喝哪种茶均有一定的降脂效果，高血脂患者可以根据自身的喜好进行选择。根据相关实验结果表明，绿茶、红茶、铁观音和黑茶4种茶都具有一定的抑制大鼠体重增长，有效减少细胞内脂肪，抑制脂肪细胞的膨大，减少体内脂肪堆积的功效，且浓度越大，效果将越显著，其中绿茶对肥胖大鼠体脂的降低作用最为明显，铁观音次之，除此之外，这4种茶还具有调节和改善长期进食高脂饲料所引发的高血脂，具有降低血液中总胆固醇、甘油三酯、低密度蛋白胆固醇含量，升高高密度蛋白胆固醇含量的功效，同时具有改善肝脏脂肪变性的作用。

但也有学者就乌龙茶、红茶、普洱茶和绿茶对大鼠产生的降血脂效果进行研究，他们的发现和上面不太一样：在对降甘油三酯的效果上，普洱茶和乌龙茶最优，红茶次之，绿茶不明显；降总胆固醇的效果是普洱茶和绿茶优于乌龙茶和红茶。

喝茶能降脂的研究还有很多，结论之间有所差异，但我们可以肯定的是能够降脂的是茶中含有的茶多酚、咖啡碱、茶黄素、茶红素等成分，而每一类茶基本都含有多种这样的降脂成分。因此实际上无论坚持饮用哪一种茶，均有一定的降脂效果。在这5种茶中，造成茶的不同降脂效果的原因，可能与茶种本身及制茶工艺相关。绿茶是一种未经发酵的茶，因此它是5种茶中成分改变最少，茶多酚含量也是最高的。而其余茶类则都经过一定的发酵工序，导致茶叶中的茶多酚随之减少，但相应地在发酵过程也会合成新成分，如茶褐素等在发酵过程中会大量增加。所以，究竟哪种茶更能有效降脂尚无定论。同时降脂的效果还可能与患者自身的身体基本状况有关，不同的人饮用等量同种的茶最终显现的效果都会存在一定的差异，而且还与茶叶当年的种植情况有关，变数较大，但基本所含有的物质不会发生太大的变化，故高血脂患者可凭自身的喜好挑选茶种饮用。

### 5．高血脂患者能喝可乐等含糖量高的饮料吗？

答：高血脂病人老刘应避免喝高糖类的软饮料，其可乐含糖量非常高。

可乐的典型特点是糖含量较高，喝太多的直接后果就是热量摄入过多导致脂肪堆积。而对于高血脂病人而言肥胖将是加重他们的病情的重要原因，因为肥胖意味着有较多的脂肪留存于体内，而过多的脂肪可能会导致患者的内脏受到压迫或阻碍部分体内信息交流，继而造成了身体代谢消化产生问题，最终影响血脂情况。

可乐中葡萄糖的危害在前面午餐章节已提及。这里说说果糖，可乐中的主要原料是果葡糖浆，顾名思义，是果糖和葡萄糖的混合物糖浆。以前认为

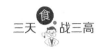

果糖是挺好的糖，但是最新研究发现，果糖也是需要高血脂患者注意的。

经动物实验表明，过量摄入果糖可以引起血脂异常。果糖饮料可使正常个体和超重个体在一日内不同时间段的血浆甘油三酯明显增加。过量的果糖摄入引起血脂异常，可能是由于果糖代谢太快，肝脏迅速摄入和分解果糖，迫使肝脏内源性脂质合成增加，从而引起内脏脂肪沉积。还有人解释：高果糖饮食会使摄入脂肪更容易分解为脂肪酸，游离脂肪酸经门脉入肝增加，促进肝脏中甘油三酯的合成，造成甘油三酯分泌入血量增加，最终对血脂的控制不利。

所以，不管哪一种原因，总之对于高血脂病人而言，不应饮用高糖类饮料如可乐、雪碧等，同时还需留意软饮料中是否含有较高的果葡糖浆，以免因摄入过多果糖而加重血脂异常情况。另外像部分调味品如番茄酱、草莓酱等会加入果葡糖浆，还有像雪糕、非鲜榨的果汁等也会出现额外加糖的现象，部分雪糕还会为了能够有更佳柔滑的口感而加入氢化油脂，这样不仅导致摄入的糖量超标的情况，还可能摄入了反式脂肪酸，所以高血脂患者在购买时也需多加注意，不要贪图一时的幸福感而影响了自身的病情。

### （三）高血糖部分

**1. 糖尿病患者能不能喝茶？什么时候是一定不能喝茶的？**

答：能喝。喝茶有利于糖尿病患者控制血糖。

《中国糖尿病膳食指南（2017）》中只限制饮酒，并没有限制饮茶。而且茶里面含有的茶多糖和茶多酚能够抑制血糖的升高。茶中的多酚物质、草酸、植酸等成分，有降低淀粉酶、脂肪酶、蛋白酶等消化酶活性的作用，有利于延缓食物的消化速度，降低血糖的峰值；茶叶里的多酚物质，可以降低炎症反应，有利于预防糖尿病各种并发症；茶叶里的生物活性物质，能够保护胰岛beta细胞，保证胰岛细胞分泌能力；茶中含有的矿物质和维生素有利于控制血压和维护骨骼健康；茶几乎不含能量，但能够兴奋神经，提高代谢率，从而预防肥胖。

流行病学研究发现：和不喝茶的人相比，喝茶较多的人患Ⅱ型糖尿病的风险较小。对于超重肥胖、代谢综合征和糖尿病患者来说，每天摄入绿茶或绿茶提取物，能降低空腹血糖水平和糖化血红蛋白水平。不过，要达到这种效果，就不是喝两杯淡茶，而是每天8~16g，那是相当浓、相当多的。还是那句话，辅助治疗就好，不要期望太多。

糖尿病患者喝茶要特别注意时间，睡前最好不要喝浓茶，以防失眠，不利于血糖的控制，在服用含铁药物时，也最好不要用茶水送服，以免药物失效。

所以，糖尿病人能喝茶，但要不要试图仅仅通过喝茶来控制血糖，还要根据身体的情况来确定是否辅助胰岛素等药物。如果体质不适合喝茶，那喝茶会影响身体健康的其他方面，最后反而不利于长期血糖控制。

### 2．糖尿病患者能不能喝蜂蜜？

答：不能。糖尿病患者老张如果实在想喝的话，可以喝少量低浓度蜂蜜水，并注意观察血糖变化情况。但最好还是不要喝。

蜂蜜主要成分是糖，每100g蜂蜜中含有75.6g的糖，其中包括果糖约40g，葡萄糖约35g，蔗糖约2g，糊精约1g。吃糖会升高血糖，喝含糖量高达75.6%的蜂蜜当然也会升高血糖。

蜂蜜中主要含葡萄糖和果糖，葡萄糖进入人体肠道后可以直接被吸收而进入血液，容易导致血糖升高。果糖以前被称之为糖尿病人可以吃的糖，但是现在的研究发现，相对于葡萄糖来说，果糖对血糖控制的危害更大。尽管果糖引起的血糖波动不大，但引起胰岛素抵抗的程度却更大，而且还会扰乱脂质的代谢。饮食中添加的果糖比例越大，这种危害就越明显。

另外，蜂蜜中的蔗糖和糊精也只需稍微水解后就能被吸收。所以整体来看，蜂蜜的升血糖作用很明显。蜂蜜的GI值高达73，属于中等偏高的。

因此，糖尿病人要控制蜂蜜的摄入量，最好少喝或不喝。

### 3．糖尿病患者能不能喝酸奶？

答：能喝。但糖尿病患者最好饮用无糖酸奶，这样更有利于控制病情。

无糖酸奶是指不添加额外的糖，只含有少量牛乳中原有的乳糖等。酸奶与牛乳相比，营养成分更趋完善，更易消化吸收，内含的乳糖被部分分解为半乳糖和葡萄糖，后者进而转化为乳酸等有机酸，同时酸奶中还含有细胞外多糖、矿物质等，这些物质在提供机体营养、调节肠道微生态等方面都起着重要作用。

无糖酸奶很酸，市面上销售的酸奶大部分加入了大量蔗糖以调节其酸味

来迎合消费者。所以，糖尿病患者不可大量饮用市售含糖酸奶。

无糖酸奶的升糖指数（GI）为48，相较于主食米饭83、白面条81，其GI值还是较低的。

### 4. 糖尿病患者能不能喝咖啡？

答：能喝。但糖尿病患者老张在选择咖啡时，应尽量选择黑咖啡，即什么都不加的咖啡，避免不必要的能量摄入，保证血糖的稳定。

咖啡的血糖生成指数（GI）为16，属于低血糖生成指数食物，单从这方面来看，饮用咖啡是不会造成血糖上升的。同时也没有临床实验证据表明喝咖啡会导致血糖进一步升高。

但调味咖啡（即加了奶和糖的咖啡）由于增加了大量的奶和糖，使得原本低热量的黑咖啡（100g中约有2.5kcal热量）变成高热量的饮品（100g中约有400kcal热量），对糖尿病患者来说不利于控制热量的摄入，容易导致血糖波动。

所以糖尿病患者在饮用咖啡时应尽量选择黑咖啡，避免摄入过多的糖分，同时，咖啡当中含有大量的咖啡因，长期饮用会使人体过度兴奋而导致血压升高、钙吸收降低，因此糖尿病患者也不能长期饮用咖啡。

## 三 营养专家告诉你

### 1. 高血压患者选择饮料的总体原则

对于高血压患者，适当补充水分是有利于健康的。虽然目前并没有数据证明喝茶能降低血压，但是相对于各种含糖饮料和平淡无味的饮用水，喝茶是补充水分的一个好途径。当然高血压患者喝茶也有一些地方要注意一下：

茶水的温度要适中：水温过冷会刺激血管收缩，过高会加快血液循环，加重心脏负担。特别是夏天也不宜饮用冷水，因为喝冷茶容易诱发血管痉挛，血流短时间内减少，危害高血压患者的健康。因此温茶水最为合适。

单次喝茶的摄入量不能过大：一次饮用超过500mL（矿泉水1瓶）的水会让血压上升5~30mmHg，血压高的人就特别要注意了。如果一次喝的水太多，大量水分被血液吸收以后，使血容量骤然增多，浓度降低，心脏的负担加重，当心功能不好时会出现心慌、气短、胸闷等不适。喝水千万别图痛快，特别是"早六晚六"这两个时间段，是血压波动的高峰期，心脏负担增大对血压波动也会造成一定影响，不要因为喝水这样的小事情导致病情发作。所以每次少喝点，一次不超过200mL。

每天喝茶的摄入量也不能过大：每天喝水要达到一定的量才会对身体有好处，特别是老年人，通常感到口渴时，身体已经处于缺水状态，应该及时补水。而不同职业或体力不同的高血压患者具体每天要补充饮水的量不同，建议以每日达到1升半的排尿量为准。因为喝茶主要就是补水，所以摄入量不能过大。

**2. 高血脂患者选择饮料的总体原则**

中国人喝茶已有几千年的历史，随着科技的进步发展，茶文化也在不断进步，经过现今的诸多科学研究表明，茶中含有较多的抗氧化成分如茶多酚、多糖物质等，而这些物质与减缓血脂氧化有着密不可分的关系。另外，现在市面上还有销售如苦瓜茶、山楂茶等混合茶，这些茶也在一定程度上具有辅助降脂效果，但高血脂病人不可完全指望此类茶饮可以起到十分显著的效果，甚至单靠饮茶替代药品治疗。因此对于各式茶，可以按个人喜好进行选择，最重要的是坚持饮用，是有希望达到改善血脂情况的目标。

此外，在外国的咖啡文化被引入中国后，大部分人开始迷恋上了咖啡，但是对于高血脂患者而言，饮用咖啡是不利于病情控制的，当然像可乐、雪碧、非鲜榨式的复合果汁等高糖分的软饮料也是不适合他们喝的，尽管"糖"似乎在字面上与"脂"并无太大的关系，但实际上它们两者之间也有着相应的联系，一旦摄入糖分过多也将引起脂质代谢的不正常及加重脂肪堆积的风险，所以高血脂患者除了关注"脂"外，还要多多关注"糖"。在平日选购饮品时，一定要注意选择低糖的，并且须知道喝茶也不能完全替代喝水。另外，还应该保证每日基本的水分补充（1500～1700mL/天），建议尽量多喝水，更不要等感到口渴才喝水。因为日常在体内食物的消化、人体基础代谢等的过程中，经常需要水分参与，充足的水分更有助于食物消化，维持基础代谢，也有助于糖分等通过多种途径变为能量供给机体，避免积聚，也能促进身体排毒，从而更利于高血脂患者减重，控制病情。

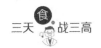

### 3．糖尿病患者选择饮料的总体原则

对于糖尿病患者来说，喝茶是没有问题的，因为茶里的茶多糖和茶多酚能够抑制血糖的升高，但喝茶也要看自身的体质，如果自身体质不适合喝茶，那喝茶反而会影响身体健康。

甜甜的蜂蜜令许多糖尿病患者望而却步。的确，喝蜂蜜能导致血糖升高，并且升血糖的速度还是比较快的，所以糖尿病人最好不要喝蜂蜜，如果实在想喝的话，可以先尝试喝少量低浓度蜂蜜水，然后根据观察血糖的变化情况来决定能不能喝蜂蜜。

酸奶和咖啡也是常见的饮品，对血糖控制较好的糖尿病患者来说，每天喝一杯无糖酸奶是没问题的，也可以选择用甜味剂代替蔗糖的酸奶，甚至还可以在家自制无糖酸奶，更可口健康；对糖尿病患者来说，虽然喝咖啡不会造成血糖上升，但由于咖啡中含有咖啡因，长期饮用会使人体过度兴奋而导致血压升高、钙吸收降低，所以糖尿病患者不能喝太多咖啡，而且最好选择不加奶和糖的黑咖啡，避免因热量摄入过高而不利于血糖控制。

总的来说，在面对种类繁多的茶类、蜂蜜、酸奶和咖啡等饮料时，糖尿病患者应根据自身情况，选择适合自己、有助于控制血糖降低的产品进行饮用，并尽量选择无糖或以甜味剂替代蔗糖的饮品。

## 第三天　酒宴+超市

## 第一节　酒宴

这天，老刘在酒店举行小儿子的百日宴，并邀请老张和老王一同参加。酒宴上，他们对三高患者能不能吃海鲜、吃什么海鲜、能不能喝酒、喝什么酒、能不能吃肉、吃什么肉等问题存在一些分歧，究竟谁说得对呢？我们一起来判断一下。

## 一　场景与自测

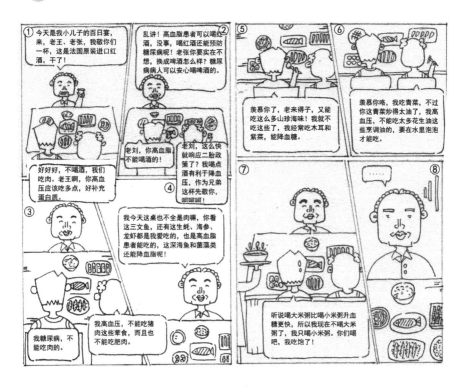

　　请读者根据自己平时的经验，判断他们的说法是否正确，您觉得说法正确的就在（　）内打√，否则打×。

1. 图②中，高血压患者老王说少量喝酒有益降血压，您同意吗？（　　）

2. 图②中，老张说高血脂患者不可以喝酒，您同意吗？（　　）

3. 图②中，老刘认为糖尿病患者能喝啤酒，您同意吗？（　　）

4. 图②中，老刘认为喝红酒能预防糖尿病，您同意吗？（　　）

5. 图②中，老刘认为高血脂患者可以喝红酒，您同意吗？（　　）

6. 图③中，高血压患者老王说自己不能吃猪肉等荤食，您同意吗？（　　）

7. 图③中，高血压患者老王说自己不能吃肥肉，您同意吗？（　　）

8. 图③中，糖尿病患者老张说自己不能吃肉，您同意吗？（　　）

9. 图③中，老刘说高血压患者要多吃肉补充蛋白质，您同意吗？（　　）

10. 图④中，老刘认为高血脂患者可以吃三文鱼，您同意吗？（　　）

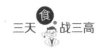

11. 图④中，老刘认为吃深海鱼能降血脂，您同意吗？（  ）

12. 图④中，老刘说食用菌藻类食物可以帮助降脂，您同意吗？（  ）

13. 图④中，老刘认为高血脂患者能吃生蚝，您同意吗？（  ）

14. 图④中，老刘认为高血脂患者可以吃龙虾，您同意吗？（  ）

15. 图④中，老刘认为高血脂患者可以吃海参，您同意吗？（  ）

16. 图⑤中，老张说常吃木耳、紫菜有利于降血糖，这有科学依据吗？（  ）

17. 图⑥中，高血压患者老王认为自己要少吃花生油，您同意吗？（  ）

18. 图⑦中，老张说喝大米粥比喝小米粥升血糖更快，您同意吗？（  ）

答案：1. ×  2.√  3. ×  4. ×  5. ×  6. ×  7.√  8. ×  9.√  10.√

11.√  12.√  13.√  14.√  15.√  16.√  17.√  18. ×

结果：

一级（答对17～18题）：恭喜您！您对"三高"在这一章的认识很全面，可以参考后面的解答丰富知识；

二级（答对10～16题）：看来您对"三高"还是有一定了解的，但是了解不深入，翻阅后文详细了解一下；

三级（答对5～9题）：您平时肯定不太注意"三高"的有关知识，快看看后面的解答，学习一下；

四级（答对0～4题）：您对"三高"的知识了解度也太低了，"三高"在现代社会可是具有较高普遍性的，快看解答，深入学习一下。

## 二 专家解读环节

### （一）高血压部分

#### 1. 高血压患者少量饮酒能降低血压吗？

答：高血压患者少量饮酒并不能降低血压，甚至可能升高血压，使高血压患者病情恶化。

我国是酒的故乡和发源地，是世界上酿酒最早的国家之一。随着经济发展和生活水平的提高，越来越多人以酒为交流媒介，喝酒成为社交或者公关的必要手段之一。但是现在嗜酒、酗酒、酒精依赖的现象也越来越多，因为过量饮酒导致患上各种慢性疾病的人群迅速增加，喝酒成为严重危及人类健康的世界性社会问题。

在引发慢性病高血压方面，酒精主要是对人体有刺激作用，使心率加快，特别是酒精还会危害肝脏。肝脏是合成转运胆固醇的血清脂蛋白（即早餐章节中所提到的HDL和LDL）的主要场所，大量的酒精会使得肝脏合成血清脂蛋白功能紊乱，含量增加，从而使得血液中胆固醇浓度上升，影响血压水平。所以喝酒对于高血压患者来说存在很大的威胁。

有研究表明，持续饮酒的男性比不饮酒的男性4年内发生高血压的可能性高40%。在已有的高血压患者中，将近5%~10%是由饮酒引起的。所以，一般情况下，酒喝得越多，血压水平就越高，长期饮酒的习惯正是诱发高血压病的元凶之一，老王以前就经常酗酒，所以成为本书高血压患者的代表人物。

虽然也有一些研究说少量饮酒后能使血管扩张导致血压轻度下降。但可惜，这种作用往往只是暂时的，3h后血压就会回升。并且1g酒精能产生约7kcal的热量，如果其他热量来源没有减少，这些酒精带来的热量容易在体内转化为脂肪，长期会导致肥胖，最终也不利于血压的控制。

总的来说，高血压患者不提倡喝酒，最好不喝。不得不喝的情况下也应该限制饮酒量。每天应该少于50mL白酒、100mL葡萄酒或300mL啤酒。而酗酒的高血压患者必须逐渐减少饮酒量，酒瘾严重者甚至应该借助药物来进行强制性戒酒。

### 2. 高血压患者能不能吃肥肉？

答：高血压患者尽量不要吃肥肉，因为高血压患者要控制油脂的摄入，否则出现肥胖病会严重影响血压的控制。这一点前文已经讲过，但是到本部分不得不再次提出。往往人们遇到酒宴，尤其是交了红包的，就控制不住自己了。

肥肉中含量最多的营养素就是脂肪，脂肪是三大供能营养素（脂类、蛋白质、碳水化合物）中单位重量提供热能最多的。其本身的特殊化学构成使得每克的脂类被氧化后可产生9kcal（37.6kJ）的热能，是相同重量的蛋白质和碳水化合物的两倍多。所以说，脂类是供能的大户，过量摄入最容易引起能量过剩而出现肥胖，进一步影响血压。

很多国家的学者都认为，21世纪肥胖将成为影响人类健康的主要危险因

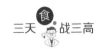

素之一。世界卫生组织已经将肥胖列为一种疾病，因为肥胖是引发高血压及Ⅱ型糖尿病等多种疾病的危险因素。而肥胖不仅引起身心障碍，并且有非常严重的异常代谢后果，意味着高血压发生率逐渐增加，进而增加冠心病和中风的发生。所以对于高血压患者有一个体重控制的指标，就是实现体重指数BMI（由体重公斤数除以身高米数平方所得）小于$24kg/m^2$，对腰围的要求为男性小于90cm，女性小于85cm。

所以为了实现这样的指标，防止出现肥胖病，高血压患者应该尽量少吃或者不吃肥肉。尤其是酒宴上"不吃白不吃"的理念一定要摒弃，越是这种场合，不吃才是赚的，赚健康比赚金钱更划算。

### 3．高血压患者不能吃猪肉等荤食吗？想吃肉时该怎么办呢？

答：高血压患者能吃猪肉等荤食，但是肉类尽量选择瘦肉，并且平均每天不超过50~100g。

上一题刚讲过肥肉的危害，高血压患者应尽量少或者不食用含动物性油脂较多的肥猪肉、猪油、烤鸭等荤食。

但是对于油脂含量相对较少的瘦猪肉等肉类还是可以适量食用的。并且荤食的定义很广，泛指鸡、鸭、鱼、肉蛋、奶等肉食食物。而其中的奶类食品是优质蛋白质、钙质等营养素的良好来源，可以适度降低高血压患者的血压水平。另外，很多的深海鱼含有丰富的多不饱和脂肪酸，它不但不会加重高血压的病情，反而可以防止肥胖，缓解高血压病情以及防止高血压并发症动脉硬化等疾病的发生。所以高血压患者适度食用奶类及鱼肉、猪肉等荤食对降低高血压有一定好处。

当高血压患者想要吃肉的时候，不但可以吃猪肉，其他禽畜肉类也能食用。2010年的中国高血压防治指南就建议，高血压患者应该注意少吃或者不吃肥肉，而各种禽畜的瘦肉摄入量也要求平均每天不能超过50~100g，而对于其他荤食如奶类或鱼类，则建议高血压患者每天的摄入量不超过250克。

### 4．都说植物油好，高血压患者还应该控制花生油等植物烹调油的摄入量吗？

答：是的，因为花生油等植物烹饪油也是油脂，高血压患者的饮食并不可忽视其存在。

因为动物油脂中饱和脂肪酸含量太高，是影响血压的主要因素。所以高血压患者为了防止动脉硬化的加重和并发症的发生，平时应该尽量选择植物油作为烹调油。

而花生油是我们最常见的一种植物烹调油，植物油多多少少都会含有一些天然抗氧化成分，不饱和脂肪酸含量也比动物油普遍偏高，在防治高血压等心血管疾病有一定帮助。

但凡事都是过犹不及，摄入过多的植物油也属于高油脂摄入，同样会成为高血压的重要危险因素。一般建议高血压患者每天的食用油（包括植物油）摄入量应该小于25g（半两）。

另外除了花生油，其他的一些植物烹调油也是不错的选择，高血压患者可以与花生油换着品种食用，如大豆油、菜籽油、葵花籽油、橄榄油、玉米油、茶油等。并且各种烹调油都有各自的优点，所以在日常生活中，我们应该交替食用，充分利用它们各自不同的价值。

### 5. 高血压患者可以适当食用肉肠等肉制品吗?

答：可以，高血压患者食用肉肠等肉制品可以补充蛋白质，但是要注意含盐量较高的肉制品只能少量食用。

肉制品是指以猪肉、牛肉、羊肉、马肉或禽肉为主要原料，经酱、卤、熏、烤、腌、蒸煮等任何一种或多种加工方法而制成的产品，如火腿肠、肉肠、培根等。肉制品和肉类一样，主要是为我们提供优质的动物性蛋白，充分补充蛋白质有利调节血压。

日本是吃鱼较多的国家，他们曾对患脑血栓者较少的渔村和患脑血栓者较多的山区农村进行比较调查，结果发现，渔村和山区农村最大的差异是蛋白质的摄取量。这是因为充分摄取蛋白质能保持血管弹性，形成血管的细胞、连接细胞的胶质、围绕并保护血管的平滑肌等都是以蛋白质为主要原料形成的。并且蛋白质有一定的排钠作用，蛋白质在体内被利用后，变成尿素，与尿一起被排泄出去，同时把钠一起带出体外，能减少钠的弊害。如果蛋白质不足，全身血管就会变脆，血管就会失去弹性，容易破裂，导致高血压，诱发脑血栓。平时充分摄取蛋白质，就能保持脑血管的弹性，防止高血压出现严重的并发症。所以，一般高血压患者一天应该保证60g的蛋白质摄入量。

但要注意，肉肠等部分肉制品使用大量的食盐进行腌制，含盐量高，所以只能少量食用。

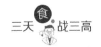

### （二）高血脂部分

#### 1．高血脂患者可以吃三文鱼吗？

答：高血脂患者是可以吃三文鱼的。

三文鱼的脂香总让很多人认为三文鱼脂肪含量很高，不适合高血脂患者食用。但根据三文鱼的营养成分分析可知，三文鱼的蛋白质含量高，氨基酸种类齐全，比例也较适宜，有利于人体吸收利用（见表2-20）；脂肪含量其实并不高，而且还含有丰富的不饱和脂肪酸，能有效降低血脂和胆固醇，对于预防心血管疾病有一定的作用。

#### 表2-20　挪威三文鱼肌肉中一般营养成分的含量表

单位：%

| 项目 | 水分 | 灰分 | 粗脂肪 | 粗蛋白质 |
| --- | --- | --- | --- | --- |
| 含量 | 69.01 | 1.88 | 7.37 | 21.66 |

因此正常情况下，高血脂患者是可以适当食用三文鱼的。但是也要注意选择食用的部位，相较而言三文鱼鱼腩位置的含脂量会更高些，尽管在吃的时候可以更加享受其脂肪在口中蔓延的感觉，但是考虑到自身的病情能有更好的进展，建议还是放弃这个脂含量较高的部位转而选择脂量更低些的如鱼脊等部位。而烹饪的方式也需注意，可以参考前面午餐章节的烹饪原则，还可增加烘烤的方式，但尽量不要另外添加植物油，可以把烤炉设置较低温度，依靠三文鱼自身的油脂进行烤制，更加健康，食用的口感也不会太差。

#### 2．吃深海鱼或深海鱼油等能降血脂吗？

答：老刘认为深海鱼能降血脂的想法是正确的。

深海鱼类的鱼油中，所含的DHA和EPA等不饱和脂肪酸较多，具有辅助降血脂作用。鱼类中的鳕鱼、带鱼、鲑鱼、沙丁鱼、鳗鱼、凤尾鱼等所含的多不饱和脂肪酸更高。

有关的动物实验结果表明，在饲喂高血脂大鼠深海鱼油后，可明显降低大鼠血清胆固醇（TC）、甘油三酯（TG）、低密度脂蛋白胆固醇（LDL-C）的含量，而造成这样的结果可能与深海鱼油能在一定程度上增强血清和肝组织抗氧化酶类活性、清除脂质过氧化物及提高肝组织中沉默信息调节因子1（SIRT1）、过氧化物酶体增殖物激活受体-α（PPAR-α）蛋白表达量有关。抗氧化酶类能起到的作用在前面已有提及，而SIRT1表达量提升能起到降脂效果的原因与其对保持肝脏能量代谢的稳态的作用有关，因为肝脏是脂肪消化代谢的主要场所，保持肝脏的能量代谢稳态有助于脂肪等消化，而PPAR-α起到降脂效果是由于它能影响胆固醇7α-羟化酶，即一种影响胆固醇转化为胆汁酸的限速酶，当PPAR-α表达量增加，这种酶的作用也将加强，促进胆汁酸生成，而在前面章节我们也有提及促进胆汁酸的生成，能够促进胆固醇的转化，有利于高血脂患者控制病情。也有国内外研究表明，在日常膳食中进行鱼油干预后，能够降低人群的甘油三酯（TG）的水平。还有研究指出，与没有吃鱼习惯的人相比，有吃鱼习惯的男性心脏衰竭的风险减少约30%。

另外，选择直接食用深海鱼可能比食用深海鱼油保健品更加健康，由于鱼油中的EPA和DHA两种长链多不饱和脂肪酸不稳定，易在加工、储存、运输过程中被氧化破坏，而直接食用深海鱼则可以避免此问题，也能养成更为良好的均衡膳食饮食习惯。

除了鱼油外，深海鱼还能向患者提供优质蛋白、维生素和矿物质，对心血管健康也有一定的益处。

由此看来，食用深海鱼确实对高血脂患者有好处，而在《中国成人血脂异常防治指南（2016年修订版）》中，也提及脂肪的摄入应优先选择富含Ω-3多不饱和脂肪酸的食物，如深海鱼、鱼油等，再次证明深海鱼适合高血脂患者食用。特别注意的是对于甘油三酯高的患者，选择直接食用深海鱼相较于服用深海鱼油保健品更为健康，因为深海鱼在一定程度上物质稳定性更高，不会出现让产生主要效用的多不饱和脂肪酸被氧化破坏的情况。

### 3. 高血脂患者食用菌藻类食物可以帮助降脂吗？

答：菌藻类食物有一定辅助降血脂的功效，高血脂患者可以在平日食用一些菌藻类食物，如香菇、木耳、海带等。

有研究表明，香菇的水提取物能明显降低血清胆固醇、甘油三酯及低密度脂蛋白水平。而海带含有能够降低血脂及胆汁中的胆固醇的活性物质，它们通过增强脂质代谢中的两种关键酶高脂蛋白酯酶和肝酯酶活性来影响总胆

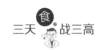

固醇、甘油三酯、低密度脂蛋白胆固醇及高密度脂蛋白等血脂组分的代谢，从而调节血脂水平。黑木耳中含有的黑木耳多糖也能显著降低高脂大鼠血清的总胆固醇、甘油三酯、低密度脂蛋白胆固醇水平，提高高密度脂蛋白胆固醇水平。以上证据均提示我们，经常食用菌藻类食物也许能达到辅助降血脂的目的，另外菌藻类食品的微量元素含量也较为丰富，可以在一定程度上缓解中国居民在膳食结构上微量元素摄入不足的缺点。同时，菌类的口感与肉类相似，可以在平日进行轻节食或调整膳食结构时把菌类替代肉类，适当地减少食用肉类，也能避免更多脂肪摄入的可能性。所以，高血脂患者适当增加此类食物的进食量，既能够获得一定量的降脂物质，也能够补充身体所需的微量元素。

**4．高血脂患者能吃生蚝等软体动物吗？**

答：高血脂患者能吃生蚝，海洋中的软体动物一般脂肪含量都比较低，蛋白含量高，对血脂的影响不大。也有一些研究声称软体动物肉类有辅助降血脂的功效，但因为平时摄入量有限，不必寄予太高期望。

生蚝又称为牡蛎，属软体动物门瓣鳃纲牡蛎科，其体内含多种营养物质，典型特征是高蛋白低脂肪，各种微量元素比较齐全。它和刚才讲过的深海鱼差不多，吃了没有害处，还可能会有点好处。

确实有动物实验表明，牡蛎提取物能够起到一定的降血脂、调节血脂的作用。这可能是与海洋生物中含有的不饱和脂肪酸和牛磺酸等有关，这两种活性物质均具有降低血脂、降低血液黏度、抑制血小板聚集、抑制血栓形成和增殖平滑肌等作用。有人专门研究过牡蛎中牛磺酸对大鼠血脂的影响，高血脂大鼠食用牛磺酸后，其血清总胆固醇及甘油三酯水平都有所降低，而血清高密度脂蛋白的水平变化不大。牡蛎这一类软体动物中牛磺酸含量都较高，是较佳的摄取天然牛磺酸的食物来源。

还有研究发现，牡蛎提取物具有一定的抗氧化作用，可减轻脂过氧化物对动脉壁的直接损伤，在一定程度上减少了动脉粥样化病变的发生。

因此，高血脂病人适量地食用生蚝不仅不会对病情造成危害，还可能有助于病情控制。但是烹饪方式可要注意，不要为了烤生蚝美味又额外多加油脂进去，或者选择西式的做法如牛油芝士焗生蚝等，增加更多动物油脂，否则满足了口欲却因摄入了更多油脂而失去了对自身病情的控制。

### 5. 高血脂患者不可以喝酒吗?

答:完全不可以,高血脂患者老刘应尽量避免喝酒。

有充分的证据表明,饮用酒后有80%的人血浆中的甘油三酯升高,所以更应该严格控制。尽管也有实验研究表明中等量的饮酒(男性每天20~30g乙醇,女性每天10~20g乙醇)能升高高密度脂蛋白(HDL)水平,而高密度脂蛋白可以将低密度脂蛋白胆固醇等有害胆固醇运送回肝脏而降低其在体内游离的水平,但这种作用是很微弱的,这也是临床上没有把饮酒当作一种提升高密度脂蛋白的治疗措施的原因。因此,若希望通过饮酒降低血脂反而是得不偿失的,也是不可取的。

除此之外,大量证据表明饮酒和一系列疾病都有千丝万缕的关系,甚至包括癌症,而最近刊登在权威的医学杂志上的文章也表示已有研究明确表明饮酒对于身体毫无益处,更提出了酒精的安全剂量为"零"这一说法。所以,对于高血脂患者而言限酒甚至禁酒更为必要。

### 6. 高血脂患者可以吃龙虾吗?

答:高血脂病人老刘在酒宴上适量吃龙虾是可以的。

龙虾也是海(水)产品,有着前面讲过海鲜的一贯营养特征。龙虾的脂肪含量非常低,仅为0.2%,比其它肉类含量低得多,是低脂肪食品,而其脂肪大多是人体所必需的不饱和脂肪酸,易被消化吸收,对调节高血脂有益。

此外,龙虾蛋白质含量高达18.9%,比其他鱼虾均高。其含人体必需的但体内又不能合成或合成量不足的氨基酸,还含有脊椎动物体内含量很少的精氨酸等。除此之外,龙虾含的丰富的微量元素对增强运动耐力也有一定好处,高血脂病人每天保持适当的运动量也是有利于血脂的恢复的做法。但在食用龙虾时,还需注意以下几个问题:龙虾的卫生问题,这是切实关乎每一个食用者的健康问题;而对于高血脂患者还需关注龙虾的制作方式,如芝士焗龙虾、甜酸炸龙虾球等做法便不适合食用,原因为本文多次说过的油脂量过高。另外应尽量只选择食用虾身的肌肉部分,不要过多食用虾膏等内脏。

所以高血脂病人完全可以适量食用龙虾,不必担心对自身病情造成很大的影响,但是在选择食用的方式时也需多留个心眼。

### 7. 高血脂患者可以喝红酒吗?

答:不可以,患有高血脂的老刘不应饮用红酒。前文已回答过不能喝

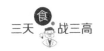

酒，这个意思是什么酒都不能喝，包括红酒。

无论什么酒，其主要成分都是乙醇，而乙醇经代谢后会产生乙醛，进而再被分解成乙酸排出体外。乙醛可以扩张血管降低血压，但同时会对血管内皮造成损伤，从而为动脉粥样硬化的发生创造条件。其它酒精的害处在此不一一剖析，但它有害人体健康的结论都是经过多次试验证明的。

有人说，红酒是经植物发酵而来，其中含有一些比如多酚类物质、白藜芦醇等能起到保护血管内皮、预防动脉粥样硬化发生的作用。请大家一定要注意这种说辞的误导性。也许红酒有这些物质，但是含量非常低，这些活性物质要在血液中达到一定的量才能发挥其作用。而当喝红酒的量达到起保护血管内皮、预防动脉粥样硬化作用的一定量时，乙醇的含量早就已经大大超标，害处远远高于可能获得的益处。因此无法通过喝红酒达到预防保护作用。

由此可见，对高血脂的人来说，喝红酒并不能起到降血脂的作用，而"饮酒养生"的说法也并不可信。血脂的异常情况存在本身就是引起动脉粥样硬化发生、引起心脑血管病的危险因素，饮酒后乙醇的代谢产物又会对血管内皮造成损害而促进动脉粥样硬化发生，所以高血脂的人更不宜饮酒，无论是红酒还是其他浸泡的所谓药酒都不应饮用。

### 8. 高血脂患者可以吃海参吗?

答：同前文提及的海鲜部分，高血脂的老刘也是可以在酒宴上适量食用海参的。

有人认为高血脂是富贵病，是因为吃贵价食品太多而导致的，但是其实并不是这样的，无论你吃什么，只要膳食不均衡，热量、脂肪摄入过多便完全有可能患有高脂血症。像贵价食物海参其实也是脂肪含量低（1.6%），蛋白质含量高的食物。

另外，关于海参辅助治疗高血脂的研究也很多，例如，海参多糖具有抗高脂血症，而其大多存在于海参的体壁中；饲喂高血脂大鼠仿刺参多糖，可以显著降低血清总胆固醇（TC）、甘油三酯（TG）和低密度脂蛋白胆固醇（LDL-C），同时能增加高密度脂蛋白胆固醇（HDL-C）；喂养海参后大鼠的总胆固醇、低密度脂蛋白含量降低，提高了高密度脂蛋白的含量，同时使甘油三酯水平基本恢复到正常水平。

海参中还含有海参皂苷等多种生理活性物质，具有抗氧化的作用，能够调节血脂水平。

不过也有研究人员提醒，当食用过多蛋白质时，人体将转化多余的蛋白质为体内的脂肪和糖，而这样将不利于高血脂病人控制病情。但说实话，一般消费者每天能吃多少海参呢？所以也不要轻易听信高血脂患者不可以吃海参这样的言论。

### （三）高血糖部分

#### 1．糖尿病患者能喝啤酒吗？

答：不能。喝啤酒会导致血糖升高，对血糖控制不利。

无论什么酒，从营养学的角度出发都是无益于人体健康的，要尽量少喝或不喝。研究证明，患糖尿病的大鼠在饮用啤酒后血糖浓度显著高于普通患糖尿病的大鼠，其原因可能是啤酒摄入后，降低了大鼠胰岛素敏感性，破坏了胰岛受体，从而影响糖代谢，啤酒还会影响胰岛素合成途径，直接影响糖尿病患者的降糖作用。总的来说，饮用啤酒会影响血糖指数，导致血糖的升高，从而难以控制血糖。

《中国糖尿病膳食指南（2017）》中明确提出"控糖限酒"，正面指出酒精对人体有害，应尽量少饮用或不饮用。糖尿病患者如果喝啤酒可能会造成血糖脱离控制，导致持续高血糖，从而加重病情，对机体造成不良影响。

#### 2．喝红酒能预防糖尿病吗？

答：不能。这一说法尚未在人类临床实验中被证实。

曾有研究报道，红酒中的白藜芦醇具有降血糖活性，能降低糖尿病大鼠的血糖，但随后的研究又推翻了这个结论，总之存在争议。再加上，该类研究还停留在动物性实验阶段，尚无实际人体临床实验。而酒精的危害又是铁板钉钉的，所以综合两方面，还是不要期待红酒能预防或治疗糖尿病比较好。

当然，白藜芦醇的来源不仅仅只是红酒，新鲜葡萄、桑葚等植物和果实中也存在，若想摄入白藜芦醇，可以选择生吃这些水果。

#### 3．喝大米粥比喝小米粥升血糖更快吗？

答：不会，但要控制好量。建议糖尿病患者老张每顿摄入大米粥或小米

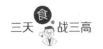

粥的量为一小碗。

大米粥GI值为50~55之间，小米粥GI值为61.5，均属于中GI食物，大米粥GL范围为4.9~5.39，属于低GL值食物，小米粥GL值为5.2，也属于低GL值食物。所以糖尿病患者喝大米粥与小米粥，相同情况下对血糖的影响都很小，差别不大，并且大米粥和小米粥主要成分是水，碳水化合物含量并不高。

考虑到大米粥和小米粥的GI均大于40，吃多了会造成血糖迅速上升，糖尿病患者还是需要谨慎食用的。根据2016版中国居民膳食指南推荐，一天中全谷物（如小麦、玉米、大米等）和杂豆类（如黄豆、绿豆等）总摄入量为50~150g，所以，糖尿病患者喝大米粥和小米粥要控制好量，如果想喝，建议糖尿病患者每顿摄入大米粥或小米粥的量仅一小碗为宜。

**4．糖尿病患者能吃肉吗？如何挑选适合糖尿病患者的肉类？**

答：能吃，必须吃，但也不能多吃。建议糖尿病患者老张每天吃半两肉就好，并且"能吃鱼不吃肉"，"能吃瘦肉不吃肥肉"，"能吃鸡鸭不吃猪牛羊肉"。

肉食是很重要的一个营养摄入途径，糖尿病患者可以吃肉，也需要肉类来提供能量。已知葡萄糖耐量因子是一种含铬的小分子肽类复合物，这种耐量因子作为胰岛素的辅助因子，在体内能够强化胰岛素的降糖作用，促进糖类、脂类等物质的代谢，而食品中铬含量：动物性食品＞谷类食品＞果蔬类食品，由此可见，肉类食品是铬元素的重要来源之一；维生素B族是糖代谢辅酶的主要成分，存在于瘦肉和其他食物中，因此糖尿病患者通过食用肉类来补充铬元素和维生素B族是十分必要的。

多数肉类GL参考值为1，属于低GL食物，表明食用一定重量的肉类对血糖影响不大；多数肉类的GI参考值为45，虽属低GI食物，但由于GI值高于40，可能会让血糖在一定时间内升高而导致血糖不稳定，所以糖尿病患者不能吃太多肉类，每天可吃25g（即半两肉），并且尽量吃瘦肉，不吃肥肉和五花肉等脂肪多的肉类，摄入过多肉类可能会导致血糖升高、肥胖等，反而不利于健康。

糖尿病饮食调护的基本原则是低热量饮食，总的要求就是要控制总热量、合理配餐，具体要求是低脂肪，适当蛋白质和碳水化合物。所以，应该尽量少吃含脂量高的食品。肉类食品，大多都含较高脂肪，所以一般不主张过多食用。一般来说，"能吃鱼不吃肉"，"能吃瘦肉不吃肥肉"，"能吃鸡鸭不吃猪牛羊肉"，也是基于这一基本精神。因为大部分鱼脂肪含量要少于牛羊肉，瘦肉脂肪含量要少于肥肉，鸡鸭脂肪含量相对要少于猪肉和牛羊肉。但应该指出的是，对于糖尿病患者来说，无论是吃兔肉、驴肉，还是鸡肉、鸭肉，都必须在控制总热量的原则指导下进行。再好的东西，吃得太多了，也会导致血糖升高，影响糖尿病病情控制。

另外，糖尿病患者在吃肉时最好搭配蔬菜吃，均衡饮食才能控制血糖，保持健康，如果选择不吃肉，也要注意摄入一些其他的食物来保证营养需求。

### 5. 常吃木耳、紫菜有利于降血糖，这有科学依据吗？其它食用真菌也是这样吗？

答：有依据，但不一定有效。木耳这类食用真菌中都含有真菌多糖类活性成分，紫菜的生物酶解产物具有调节血糖水平的活性功能，它们都具有一定潜在的降血糖功效，但我们日常吃不到有效剂量。

木耳中含有的活性物质为黑木耳多糖。有实验以正常小鼠和糖尿病小鼠为对象，对黑木耳多糖的降血糖功能进行了研究，结果表明黑木耳多糖能够增加糖尿病小鼠的糖耐量。同理，银耳、草菇等食用菌也含有真菌多糖等活性成分，具有一定潜在降血糖功效。

紫菜的生物酶解产物也具有调节血糖水平的活性功能。有实验分析表明，经生物酶解获得的紫菜酶解产物对糖尿病小鼠具有血糖调节能力，其中，中剂量组和高剂量组在给药过程中小鼠血糖值保持稳定，并且显著低于高血糖模型组，说明紫菜酶解产物可改善小鼠糖耐量。

但本书反复提醒过大家，这些实验都只停留在小鼠水平的研究上，对人体是否有同样降血糖的效果还有待考证。而且，靠吃木耳来达到降血糖的效果是不可能的，日常我们通过摄取木耳所能获取的这些活性物质非常有限，远达不到临床剂量。最有效降血糖的方法是遵循医嘱，按时服药。

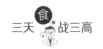

## 三 营养专家告诉你

### 1．高血压患者参加酒宴的注意事项

高血压患者参加百日宴、婚宴等酒宴的时候，需要注意的主要是尽量不要喝酒和切忌暴饮暴食。虽然无酒不成宴，但是酒精对于血压的影响较大，不是逼不得已的情况下，高血压患者还是不要喝酒为好。就算必须得喝也只能"小酌怡情"，一天不能超过50mL的白酒或葡萄酒100mL或者啤酒300mL，尽量把喝酒的危害降低到最低。

另外就是暴饮暴食的问题，酒宴的饭菜因为丰富多样，并且大家在边聊天边吃的情况之下极其容易就吃多了。并且我们经常吃的中式酒宴的菜式大多是高糖、高盐、高脂肪、高蛋白的肉类，而这样的大鱼大肉、暴饮暴食的吃法存在很大的健康隐患，可能会导致胃穿孔、胃扩张、急性胰腺炎、胆囊炎等多项疾病的发生。对于高血压患者来说，更加是要变胖的节奏，对于稳定血压极其不利。也有研究表明，暴饮暴食更可能会对高血压患者的心脏产生一定程度的危害。

所以为了高血压患者能健康地享受酒宴，我们提出以下几点建议：

①注意自己饭菜的摄入量：切忌在边聊天的时候边不断地往嘴巴里塞食物；

②海鲜等肉类适可而止：高血压每天新鲜肉类的摄入量应该不超过50~100g（1~2两），一不注意很可能一顿酒宴就把一周的摄入量都承包了；

③最好不要喝酒，甜饮料也应该少喝：大量的甜饮料容易导致摄入过量的添加糖，为了健康，矿泉水或者白开水对于高血压患者才是最好的选择；

④高盐、高热量、高脂肪食物应该浅尝辄止：这些东西都可以吃，但是摄入量必须控制；

⑤过后多吃点水果和蔬菜：水果和蔬菜种类很丰富，可以很好地满足高血压患者的口味需求，并且补充钾、镁、维生素C等矿物质和维生素。

以上建议对于三高患者都适用。

### 2．高血脂患者参加酒宴的注意事项

酒宴上，免不了喝上几杯，各种酒类虽然一直被不少的人认为有助于治

疗相应的疾病，但是根据科学的研究发现，酒精对人体的伤害远大于其泡酒所添加物质能给予人的好处，更有权威医学杂志所刊登的文章中提出酒精安全剂量为"零"这一说法，即无论你是喝一小口酒还是喝一升酒都不安全。因此面对酒类，高血脂患者更应谨慎饮用，甚至学会不要饮用，否则还未达到辅助治疗的效果前，酒精大概已经对身体造成了不良的影响。

此外，在举办酒宴的场所，大鱼大肉的菜肴在所难免，但是高血脂的患者由于自身的血脂本就存在异常，若是此时不加以控制，一时高兴、贪嘴而过多地摄入不必要的能量、脂肪等，暴饮暴食将对自身病情造成严重的危害。况且酒宴大多在晚上举行，吃进过量食物后也将会缺少足够的时间进行热量消耗，最终导致脂肪堆积。而一些高蛋白、脂肪较低的食品如龙虾、海参、生蚝等，在宴席中出现的概率也颇高，这些食品大可放心食用，并不会因为吃了而造成血脂情况的剧烈波动，但要注意的是也不能过量食用。还要注意烹饪方式，如果明显看到有另外加入较多酱汁烧制时，味道较为浓重，就应该适当减少食用的量。

而深海鱼类则应是高血脂患者们可以优先选择多食用的食物，深海鱼中的不饱和脂肪酸等对高血脂患者具有一定的辅助降脂作用，因此在平日也可购买，以最少的加工方式进行烹调食用，如可简单加入少量盐和胡椒粉后进行蒸制，能吃到更加真实的食物味道。

在酒宴中，高血脂者切记三条原则：（1）避免暴饮暴食；（2）减少酒类、高油脂类食品的摄入；（3）酒宴后的第二天还应记得增加一定的运动量，加强机体的代谢循环。遵循上述的三条原则，能够让高血脂患者更好地控制自身的病情。

### 3．糖尿病患者参加酒宴的注意事项

《中国糖尿病膳食指南（2017）》中明确提出"控糖限酒"，正面指出酒精对人体有害，应尽量少饮用或不饮用。糖尿病患者如果喝啤酒可能会造成血糖脱离控制，导致持续高血糖，从而加重病情，对机体造成不良影响。虽然红酒中含有可能预防糖尿病的成分白藜芦醇，但其含量也是较少的，若要达到防病目的将无法避免大量饮用红酒，结果反而得不偿失。总的来说，糖尿病患者应尽量不喝任何类型的酒。

在选择大米粥还是小米粥的问题上，许多糖尿病患者都很困惑。其实大

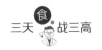

米粥和小米粥主要成分是水，碳水化合物含量并不高，但大米粥和小米粥的GI均大于40，吃多了可能会造成血糖迅速上升，所以建议糖尿病患者每顿摄入大米粥或小米粥的量仅一小碗。在吃肉的问题上，糖尿病患者完全可以吃肉，而且也需要吃肉，建议每天吃半两肉，并且尽量选择吃瘦肉。

木耳中的确含有能降血糖的活性成分，但靠吃木耳来达到降血糖的效果是不可能的，日常我们通过摄取木耳所能获取的这些活性物质非常有限，远达不到临床剂量。最有效降血糖的方法不是依靠食疗，而是遵循医嘱，按时服药。

## 第二节　超市

老刘儿子的百日宴结束了。欢送完宾客回家后，老刘和老王、老张三人一同来到酒店附近大减价的超市采购食物，但他们对怎么根据自身病情查看食品标签存在一些困惑。正在发愁时，遇到前两天给他们解答疑问的赵教授，这下大家眉头都舒展了开来。

### 一　场景与自测

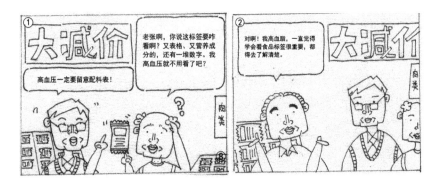

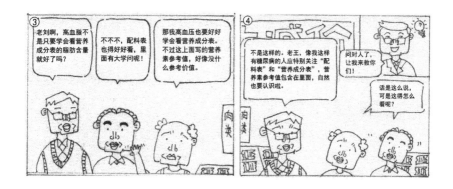

## 二 专家解读环节

### （一）高血压部分

#### 1. 高血压患者不需要看食品标签吗?

答：老王认为高血压患者不用看食品标签是错误的。学会看食品标签对于高血压患者控制病情很重要。

超市里面五花八门的"被包装"食品也是我们日常膳食的主要来源，食品包装是食品商品的组成部分。包装材料主要功能就是保护食品，使食品在离开工厂到消费者手中的流通过程中，防止生物的、化学的、物理的外来因素的损害。同时，食品包装还有助于通过好看的外观吸引消费者，通过一些特殊构造方便消费者食用等。

除此外，食品包装还有一个重要的作用就是展示营养标签。食品营养标签就是在食品的外包装上标注营养成分并显示营养信息，以及适当的营养声明和健康声明的方形信息表。一般来说，食品营养标签包括营养成分、营养声称和健康声明三大部分。只标明营养成分的为一般性食品标签，而食品营养标签必须标明营养成分的含量及其占日摄入量的百分比，也就是营养信息。食品标签强制要标出的五个营养成分为：能量、蛋白质、脂肪、碳水化合物和钠。

营养声称是指营养素含量高或低的说明，如"高钙""低脂""无糖"等。健康声明是指营养素功能的解释含义，如"膳食纤维有助于维持正常的肠道功能""维生素D可促进钙吸收"等。

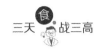

很多人在超市购买食品商品的时候都不爱看食品标签，一方面是不懂看，另一方面是不以为然。但其实，了解包装上的各种标签更有助于三高消费者正确挑选适合的食品。

例如高血压患者一定要看与高血压最为密切的影响因素——钠的含量。我们每天摄入的钠离子只有约10%来自于烹饪中加入的盐，还有80%就几乎都来自于这些加工食品，挑选的食物不适合，就很可能无法有效控制钠的摄入。

营养标签已经规定，必须标示下列营养成分：能量、蛋白质、脂肪（饱和脂肪酸，不饱和脂肪酸）、碳水化合物、钠。钠是单列的，说明其重要性。

而且，高血压患者也要注意看脂肪、碳水化合物的标注量。具体原因前文也都交代过。如果食品没有挑选合适，可能就不利于血压的稳定，还可能引起一系列的并发症，从而威胁生命健康。

所以学会看标签对于高血压患者来说很重要，应该引起重视。

**2．高血压患者要特别了解营养成分表的内容吗？**

答：老王认为高血压患者也要了解营养成分表的做法是正确的。

营养成分表是包装食品最基本的一个标签内容，高血压患者应该要特别清楚怎么通过该表格来挑选适合自己的食品。

我国现行国标《预包装食品营养标签通则》（GB 28050—2011）定义营养成分表是"标有食品营养成分名称、含量和占营养素参考值（NRV）百分比的规范性表格"。而表2-21是其最常见的格式。

**表2-21　营养成分表**

| 项目 | 每100g或100mL或每份 | 营养素参考值/%或NRV/% |
| --- | --- | --- |
| 能量 | 千焦（kJ） | ％ |
| 蛋白质 | 克（g） | ％ |
| 脂肪 | 克（g） | ％ |
| 碳水化合物 | 克（g） | ％ |
| 钠 | 毫克（mg） | ％ |

以上表格包括了能量、蛋白质、脂肪、碳水化合物、钠、营养素参考值等基础信息。

能量：能量是我们维持自身生命活动和完成一定的体力活动的能源。如长期摄入不足会导致生长缓慢或停止，严重的还会危害生命；但如果摄入过量会引起脂肪堆积，导致肥胖。高血压患者为了控制体重，应该趋于选择能量偏低的食品。而表上的能量一般是指100g或者100mL或一份该食品一共能提供多少的能量。

蛋白质、脂肪、碳水化合物：这三者是食品的三大核心营养素，摄入不足会引起营养不良，从而影响身体健康。而摄入过量又会引起肥胖、慢性病或不利慢性病的控制。高血压患者应该保证这三者的足够摄入，但不该大量摄入。

钠：包装加工食品中往往会加入大量的食盐来调味、防腐，但是容易导致过多摄取钠元素而引发高血压、胃癌和心脏病等疾病，所以对于高血压患者是最重要的标签内容。

营养素参考值（NRV）：能量和每种营养素都有一个特定的参考摄入量，是营养学专家为了大部分成年人的健康所推荐的数值，一般认为尽量按照这样的参考摄入量能保证我们摄入足够的营养素和能量，但又不至于过量。而食品标签上的"营养素参考值/%"或者是"NRV/%"表示的是100g或100mL或1份该食品提供的这些营养素或能量占每日参考摄入量的百分比。

总体来说，营养成分表的数据，就如同应聘简历中的个人经验，体现了食品的自身价值和能否符合高血压患者等消费者的需求，所以高血压患者应该特别关注包装食品的营养成分表，选择适合自己的食品。

**3. 营养素参考值对于高血压患者没有参考价值吗？**

答：老王认为营养素参考值对于高血压患者来说没有很好的参考价值是错误的。

营养素参考值是营养成分表中最能直接反映食品营养成分水平的一项内容，也是高血压患者比较食品营养成分含量最直观的参考值。

上面解析第2个问题的时候提出了营养素的参考摄入量，其中我国规定了能量、蛋白质、脂肪、碳水化合物、钠的每天参考摄入量分别是8400kJ（ ≈

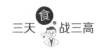

2000kcal）、60g、小于或等于60g、300g和2000mg。对于很多人来说，这样的数据很难做到铭记于心，如果没有标示营养素参考值，只有营养素的含量值的话，高血压患者想要知道这一份包装食品能满足自己多少的需求时，就得自己去计算，极其麻烦，而营养成分表中的营养素参考值则能够直观地解决这个问题。

通过营养素参考值%（NRV/%）可知道食品中该营养成分占全天应摄入的百分比，例如，某食品每100g的碳水化合物营养素参考值为35%，当我们吃200g该食品，相当于我们摄入了全天应摄入碳水化合物的70%，再吃100g该食品，就会超过全天应摄入的碳水化合物的量。

因此，不光对于高血压患者，对于高血脂、高血糖患者同样，当发现能量、脂肪、碳水化合物、钠这4个基础项目所占的比例过高时，则应谨慎选择该食品，或在食用时注意相关的营养搭配，以防造成过多营养的摄入，影响高血脂病情。

举一个具体的例子：某牛奶的营养成分表如表2-22所示。

### 表2-22　某牛奶营养成分表

| 项目 | 每100g | 营养素参考值 |
| --- | --- | --- |
| 能量 | 364kJ | 4% |
| 蛋白质 | 2.8g | 5% |
| 脂肪 | 2.8g | 5% |
| 碳水化合物 | 12.5g | 4% |
| 钠 | 60mg | 3% |

例如这牛奶的营养成分表，显示100mL中蛋白质含量是2.8g，营养素参考值=5%。因为蛋白质的参考摄入量是60g，所以营养素参考值=2.8÷60=5%，就是说这营养成分表显示每喝100mL该牛奶能满足大部分成年人一天内5%的蛋白质需求。

所以说，营养素参考值对于高血压患者选择食品具有很高的参考价值。高血压患者在考虑购买哪种食品时，应尽量选择钠、脂肪、糖和能量营养素参考值较小的那种食品为佳。如果一天吃多种食品，自己也要算算，单种营养素的摄入量不能超过100%。例如，某品牌方便面注明每100g中钠的营养素参考值百分比为100%，这就意味着，你吃了100g这种方便面已经把一天可以吃的钠的量都摄入了，最好今天内摄入的别的食物一点钠都不要有。

当然，我们也可以根据营养素参考值选择一些对控制血压、血糖及体重有益的营养素，如膳食纤维、钙、部分维生素的含量等，应该选择这些营养素的参考值偏高的食品。

### 4．高血压患者得留意食品的配料表吗？

答：是的。除了营养成分表之外，高血压患者老王在购物时还要看懂配料表。

配料表会如实记录该食品在制造或加工时使用的，并存在于产品中的任何物质，包括食品添加剂等，是还原食品原貌的一个标志。在配料表排序中，含量越高排的位置越靠前，就是排在第一位的是含量最多的，接下来的依次减少。

高血压患者则可利用这一规则选择食品，例如选择麦片：一种的配料表是"米粉、白砂糖、燕麦……"，另一种是"燕麦、米粉、白砂糖……"。第一种，含量最高的是米粉和白砂糖，第二种含量最高的才是燕麦。大家看懂了吗？第二种麦片更正宗，营养品质更高。

而且，为了控制食盐的摄入，高血压患者应该尽量选择食盐排在相对偏后的食品。例如两种面包，1号面包的配料表中食盐排第四位，2号的排第六位，则2号面包会更适合高血压患者。当然啦，这种比较法是不够科学的，有可能排第六位的面包实际含量高于排第四位的，权当参考。对比营养成分表中的钠含量要更加准确。

另外高血压患者注意配料表还可以减少摄入含反式脂肪酸（一种不利于健康的脂肪酸）较高的配料，如含有"人造"两字的"人造奶油""人造黄油"，含"氢化"两字的"氢化植物油""氢化脂肪"植脂末、起酥油等配料中的反式脂肪酸含量偏高，高血压患者应多多留意食品的配料表，避免购买含有这些配料的食品则可以减少反式脂肪酸的摄入。

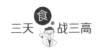

### （二）高血脂部分

**1. 高血脂患者是否学会看食品标签，真的重要吗？**

答：是的。对于高血脂患者老刘来说，学会看食品标签是十分重要的。

食品标签上标注了大量食品的有关信息，如配料、营养成分、生产日期、保质期等，有关保健食品还会标注有相关的保健功效说明。因此，留意食品标签上的信息能够帮助我们更快更准确地把握食品的真实情况。对于高血脂患者来说最怕的就是高糖、高盐、高油类食品，若是没有食品标签，患者便无法单凭食品的名字得知食品真实的营养成分。

学会看食品标签，不仅仅能保障自身的消费权益，也能认识到更多有关的营养知识，有助于高血脂病人甄别适合自己的食物，避免选择并不适合自身的食物，从而加重病情。

**2. 高血脂患者老刘该如何结合营养成分表中的数值来挑选食品？**

答：对于血脂异常的病人来说，每日摄入脂肪不应超过总能量的20%～30%，饱和脂肪酸摄入量还应小于7%。而通过食品标签上的营养成分表我们便可粗略得知自身在食用该食品后所摄入脂肪占一日总能量的百分比值。

高血脂患者主要关注的是食品营养成分表中的营养素参考值（NRV/%）项目之一——脂肪。而脂肪的NRV%是以建议每日摄入总脂肪不超过60g进行计算，而这60g，若按照1g脂肪9kcal约37kJ的能量进行计算，可得出结果为约占一天总能量的26.4%，已经符合所建议的摄入量。此外，需注意的饱和脂肪酸是以建议每日摄入总量不超过20g进行计算，若是完全达到20g，已超过高血脂患者建议量，所以经过计算高血脂患者的饱和脂肪酸摄入总量应该低于15g才适合，即当利用营养素参考值计算得出食用部分已达到75%时就应不再食用了。

在平日购买食品时，可按照包装上营养素参考值来粗略判定食品是否符合高血脂人群建议摄入脂肪量及饱和脂肪酸（饱和脂肪酸含量不是必有项目，若有标示，读者们也可进行相应计算）。具体NRV%的计算，可以这么理解：若某食品营养成分表中标示每100g含脂肪12g，则意味着NRV%应为20%，也就表示若食用100g该食物就已摄入了整日脂肪量的20%，食用200g就会达到40%，对于高血脂患者来说20%的值就已经属于较高的数值了。因为在计算一日自身摄入总脂肪量时，还需把烹饪用油及平日可能食用的动物脂肪等计入，而对于高血脂患者，日常烹调用油已可能达到20～25g，即已经占了总脂肪量的33%～42%，如此算来若在三餐后额外再挑选食物食用时就需要更加谨慎了，否则一不小心就可能不仅仅超出建议摄入脂肪量，还可能补充过多能量，最终影响自身的降脂计划。

### 3．高血脂患者只看营养成分表可以吗？不需要看配料表吗？

答：老张认为高血脂患者只需看营养成分表的想法是错误的，实际操作中要结合配料表一起看。

联系问题2，我们还可以发现，在营养成分表中脂肪每份含有一定的克数，但营养参考值仍较低，甚至为"0"，但这并不意味着食物中真的完全不含有脂肪，也不是营养标签出了差错，根据我国的《预包装食品营养标签通则》表示，当食物脂肪≤0.5 g、饱和脂肪≤0.5 g、反式脂肪酸≤0.3 g、胆固醇≤5 mg等时，可在营养成分表中标为"0"，另外还可能由于食品检测过程中出现某些物质未能完全检出，导致检出量较低，根据通则的数值修约规定，在标签上可能显示为"0"值。

所以，当食物营养成分表中出现"0"时，也不能断定它更为健康，此时我们还需结合配料表，如当配料表中有以动物内脏为原料等所制作的食物时，高血脂患者就应该谨慎选购。而对于高血脂患者而言，反式脂肪酸的存在也是首要关注点之一，只要是人为添加进入食品的含有反式脂肪酸的氢化油，根据国家规定也是需要在配料表中明确标出的，而若含有以氢化油和（或）部分氢化油为主要原料的产品，如人造奶油、起酥油、代可可脂等，也应在营养成分表中表示出反式脂肪酸的含量，但同样反式脂肪酸也可能存在如上述"0"值的情况。

因此若是单一了解营养成分表可能会忽略了其他如食品添加剂等及"障眼数字"对高血脂病人的影响，唯有把配料表及营养成分表合在一起看才能更好地了解食品本身的性质，选择更加适合自己的食品。

举个例子，表2-23是某品牌薯片的营养成分表。

表2-23　某品牌薯片营养成分表

| 项目 | 每100g | 营养素参考值 |
|------|--------|-------------|
| 能量 | 2098kJ | 25% |
| 蛋白质 | 5.1g | 9% |
| 脂肪 | 24.9g | 42% |
| 反式脂肪酸 | 0g | |
| 碳水化合物 | 64.1g | 21% |
| 钠 | 708mg | 35% |

同品牌口味薯片的配料表：马铃薯、氢化植物油、白砂糖、淀粉、全脂乳粉、碳酸氢钠等。

根据上表结合配料，我们发现尽管反式脂肪酸的含量写着0g，但配料表中却明确标有氢化植物油这种人工油脂，也就意味着薯片中是有可能含有反式脂肪酸的，而过多食用氢化植物油也会导致高胆固醇，因此这个数值"0"不可代表薯片中的反式脂肪酸是完全没有，只是含量较低，在经过修约数值后可写为0而已。当然薯片这类油炸类食品并不适合高血脂患者食用，在此只是以此为例说明。在平日购物时，我们都能发现很多标榜着零脂肪不发胖的食品，此时高血脂患者更应谨慎挑选，严格甄别。

## （三）高血糖部分

### 1. 糖尿病患者应该如何看食品标签？

答：糖尿病患者也要看食品标签，意义同上面两类患者一样，只有学会看食品标签，才能有助于糖尿病患者甄别适合自己的食物。不同的是，糖尿病患者重点要看碳水化合物的含量，要会根据食品标签上的营养成分表计算碳水化合物的量，并且留意营养素参考值、项目栏和标注能量的单位。

下面以某品牌高钙饼干的食品标签来做具体分析（见表2-24）。

#### 表2-24　某品牌高钙饼干营养成分表

| 项目 | 每100g | 营养素参考值 |
| --- | --- | --- |
| 能量 | 1823kJ | 22% |
| 蛋白质 | 9.0g | 15% |
| 脂肪 | 12.7g | 21% |
| 碳水化合物 | 70.6g | 24% |
| 钠 | 204mg | 10% |
| 钙 | 250mg | 31% |

钙是骨骼和牙齿的主要成分，并维持骨密度。

同品牌高钙饼干配料表：小麦粉、白砂糖、食用植物油、可可粉、淀粉、转化糖浆、食品添加剂、碳酸氢铵、大豆、食用盐、香兰素。

影响血糖最主要的是碳水化合物。所以购买包装食品，要会计算碳水化合物的量。即使打着"无糖"标签的广告，它只是没有添加蔗糖而已，还是要看标签上碳水化合物的量。如上述标签，表示100克该食物含碳水化合物70.6克。当然，糖尿病患者要自己折算出摄入多少克该食物，含有多少克碳水化合物，来决定是否该购买该产品。

标签上还会标出营养素参考值，表示该食物这么多克数提供的营养素占国家推荐营养素克数的百分比，能使糖尿病患者更好理解营养成分含量的高低。如该标签中，碳水化合物的营养素参考值是24%，代表着如果吃了400g该饼干，基本一天的碳水化合物的量就足够了，不应该再吃别的含有碳水化合物的食物，甚至含糖的饮料等都不能再喝了。这个值是针对一般消费者的，所以，糖尿病患者应该更注意此值，每日不同种类食品的碳水化合物量的总和不要超过100%。

除了碳水化合物外，糖尿病患者还应关注脂肪总量、饱和脂肪、反式脂肪、胆固醇和钠等大量摄入可能间接影响血糖波动的营养素，每天摄入量以不超过100%营养素参考值为目标，且这些营养素的营养素参考值越低越好。而对控制血糖有利的营养素，如膳食纤维、维生素A、钙等，每天摄入量最好能达到100%营养素参考值，在购买食物时，这些营养素的营养素参考值越高

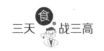

越好。如上述标签中，钙的含量超过30%营养素参考值，符合"高钙"的营养声称要求，这一点对糖尿病患者有益。

糖尿病患者还要注意营养成分表中标注能量的单位，如上述标签，指的是100克该食物含有多少能量，但有的则是100毫升的能量值，有的是1瓶或1份的能量。同类型食品，糖尿病患者应选择能量相对低的产品。

### 2. 糖尿病患者应该如何看配料表？

答：糖尿病患者也应该留意配料表，配料表会如实记录食品中到底有什么成分，虽然不知道具体含量，但是从侧面可以反映食品真相。

例如，包装上有"不添加蔗糖""无糖食品"等字样并不代表该食品真的不含糖，在我国，只要每100g（或mL）食品中的含糖量不高于0.5g（或毫升），就可称之为无糖食品。想知道食品含糖高低，最靠谱的还是要看配料表（注明食品中原料的种类和比例并按用量多少由大到小排列）。糖尿病患者应该关注的是配料表中有无葡萄糖、果糖、蔗糖、麦芽糖、糊精、糖浆等，含有这些成分就要谨慎选购了。当然，有些名称含有"糖"字眼，像糖醇、三氯蔗糖等，但它们不是糖，而是强力甜味剂，一般不影响糖尿病患者血糖波动。

和前面讲过的相同，配料表排序中，含量越高排的位置越靠前。糖尿病患者可利用这一规则选择食品。如燕麦A的配料表表述为：燕麦、米粉、蔗糖、麦芽糊精、核桃、植物油；燕麦B的配料表表述为：米粉、蔗糖、麦芽糊精、燕麦、核桃、氢化植物油。根据配料表排序原则，燕麦A中的燕麦含量很大可能高于燕麦B，更适于糖尿病患者选购。

关于配料表的用途我们再举个例子，如表2-25所示。有人发现某食品标注的碳水化合物含量较高，而膳食纤维含量也较高（膳食纤维一般也算到总碳水化合物中），那么这款食品还适不适合高血脂病人呢？此时，我们就需要观察配料表了，此例子中配料表中白砂糖居于配料表首位，意味着其糖分含量较高，此时并不适合高血脂病人选购，因为在食用此食物时将会增加更多的其余糖分摄入，这种高糖摄入的做法并不适合高血脂病人。但若是在配料表中并不存在白砂糖、蔗糖等，则表明此食物含糖量可能较低，在摄入一定量的此种食物后，并不会对高血脂患者造成高糖摄入的威胁。

**表2-25 某品牌燕麦片营养成分表**

| 项目 | 每份（30g） | 营养素参考值 |
|---|---|---|
| 能量 | 451kJ | 5% |
| 蛋白质 | 2.8g | 5% |
| 脂肪 | 1.8g | 3% |
| 胆固醇 | 0mg | 0% |
| 碳水化合物 | 18.3g | 6% |
| 膳食纤维 | 1.3g | 5% |
| 钠 | 27mg | 1% |
| 钙 | 140g | 17% |

燕麦片配料表：白砂糖、麦片、谷物配方粉、脱脂奶粉、碳酸钙、食用香精。